Bioethics & Medical Ethics

生命倫理学概論

丸山 マサ美 編著

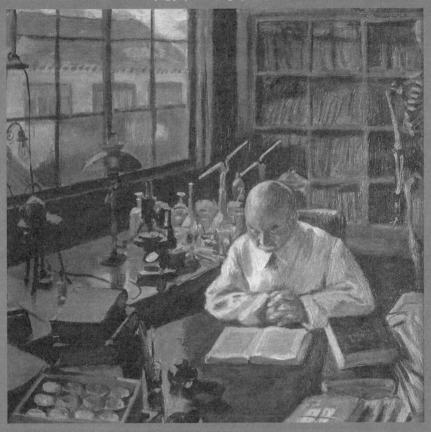

大学教育出版

〈巻頭言〉

バイオエシックスの展開と未来への希望

ジョージタウン大学ケネディ倫理研究所特任研究員
早稲田大学名誉教授　　木村利人

　本書「生命倫理学概論」は、これからの新しい時代を未来に向けて作り出していく若い世代の皆さん方にとっての「未来の希望」への手がかりとなるに違いない。

　本書は、単なる教材としての生命倫理（バイオエシックス）の概論教科書ではない。それを超えて未来の世代への希望を提示しているのだ。各章でのそれぞれのフロンティアにおける経験豊かな執筆者である先生方の思いは、未来を担う若い世代の皆さん方への大きな期待で満たされている。そして、いうまでもなく皆さん方の真剣な学びを前提として本書は執筆された。

　本書を手に取られ、生命倫理（バイオエシックス）の真髄を学ぼうと決意された若い世代の皆さん方の中から「わたしたちの世界を変革する（Transform our World）」（国連 SDGs の目標）ための決意と行動に歩み出す人が一人でも多く生まれることを、私は心から願っている。

　本書のタイトルとなっている生命倫理（バイオエシックス）という新しい学問的な「知の領域」への出発点は、まだ比較的新しい。実は、「BIOETHICS（バイオエシックス）BRIDGE TO THE FUTURE（未来への架け橋）」という書籍の刊行が契機となった。この本は、いわば環境倫理に焦点を合わせた著書で、著者はウィスコンシン大学の Van Rensselaer Potter 教授だった。今から 53 年前の 1971 年に出版されたこの書籍によって、ギリシャ語に由来する bios（いのち）と ethikos（倫理）とを組み合わせた英語の合成語である「BIOETHICS」が学問的にも、一般にも知られるようになった。

　その後、伝統的な「医の倫理」の発想を超えた新たな「生命医科学倫理」としての「BIOETHICS」がジョージタウン大学ケネディ倫理研究所において大きく展開され、この研究所により「バイオエシックス百科事典」（Encyclopedia of Bioethics）が刊行（1978）されるなど、バイオエシックス研究の国際的な中心地となった（筆者はこの研究所に国際バイオエシックス研究部長・医学部客員教授として 1980 年から 20 年在籍した）。

　実は、この Potter の本を入手した 1972 年に、私は南ベトナムのサイゴン大学で教鞭をとっていた。当時、ベトナム戦時下の危機に直面しつつ、私自身の専門である「比較法学」の研究分野を、「いのち（bios）の研究」へと更に幅広く展開し、急激に発達しつつある生命医科学技術の悪用や誤用の問題へと拡大し、新しい学問領域を構想し、後にバイオエシックスとして展開されることになる「超・学際的ないのち・人権・平和」に関する緊急課題と取り組みつつあった。

　更に、G.R.Taylor による「The Biological Time Bomb」（1968）も、当時読んでいた。驚いたことに、この本には「遺伝子戦争」という予言的な項目があり、そこには特定の遺伝子を破壊させ敵国民・民族を滅ぼす爆弾が開発されると書いてあった。当時の南ベトナムの米軍による「枯葉作戦」は遺伝的障害を何世代にもわたって伝え、結果的に特定の民族を滅ぼす戦略だということになる。私たち家族は、サイゴンに暮らしていてその戦略の被害者の中にも加えられているということに直面し、大きなショックを受けたのだった。

　未来を目指して発足し、展開されてきたバイオエシックスは、このようなベトナム戦争に見られる「いのち」に襲いかかる悲惨な状況の回復と人権を守り育てる実践的な行動の中から生まれたと言える。いうまでもなく、このバイオエシックスのユニークなルーツは、世界各地での一般市民による「反戦ベトナム」の運動など多様な人権回復のためのグローバルな運動の中にも確認できる。更に、医療における患者の権利、インフォームドコンセント、一般消費者の権利、性差別・人種差別の撤廃など、そしてベトナム反戦運動までもが普通の人々によるグローバルな「いのち・人

権・平和」のための運動として世界と繋がっていたことも忘れてはならない。しかし、残念ながら、今も、東欧や中近東地域での悲惨な戦争の報道と現実に苦しみ、悩み、悲しんでいる。何とかして平和が回復されるようにと祈り願わざるを得ない。

　にもかかわらず、私たちは、常に未来への希望に生きている。そして、その未来において「いのち・人権・平和」が真に尊重・保障される社会を作り出す使命を、わたくしたちの一人一人が担っているのだ。

　最後に、本書の企画・編集・構成、及び担当された章のご執筆などについて多大なご尽力をいただいた九州大学の丸山マサ美先生に心からなる感謝の意を表したい。先生の学問への真摯な姿勢とバイオエシックス教育・看護教育・高大連携バイオエシック教育プログラムなどの中から生まれた本書は、正に実践的バイオエシックスの具体的な成果であり、本当に素晴らしいことである。また、極めてご多忙のところ、心をこめてそれぞれ御担当の章をご執筆いただいた、足立智孝先生、宮坂義浩先生、吉住朋晴先生、佐々木典康先生、三成寿作先生、瀬戸山晃一先生（御執筆順）に心から深く御礼を申し上げたい。

　最初に述べたように、本書が単なる、教材、教科書の枠組みを超えて、若い世代の皆さん方をはじめ、多くの方々に読まれるようになることを願っている。

　（付記）実は、私が25歳の若い大学院生だった時の1959年に、フィリピンでのボランティア活動に参加した。その時の現地の友人との出会いは衝撃的だった。この「戦争と平和」をめぐっての友情と和解の出会いが私にとってのバイオエシックスの原点である。本年1月に、このわたくしのStoryが友人の西岡由香さんにより「漫画」となった。本のタイトルは、私が作詞した「幸せなら手をたたこう誕生物語」（いのちのことば社、2024）となっている。もし関心がおありでしたら、是非ともバイオエシックスの観点からお目通し頂ければ幸いである。

生命倫理学概論

目　次

生命倫理学概論

序　章

生命倫理学の成り立ち

　本書は、がん治療や移植医療の倫理問題、生命の始期・終期の課題、動物実験の倫理の課題、生命科学研究をめぐるゲノム医療やゲノム演習技術・再生医療の課題、遺伝子解析研究の発展に伴う遺伝子差別とゲノム情報のプライバシーについて、Ethical Legal Social Implication の視点から捉えた。

　産業化社会と生態系における環境問題として、水俣病（Minamata Disease）患者と弁護団は、国民と連帯して 30 年間にわたり国と企業の責任および人間の尊厳を追求した闘いの歴史であり、環境倫理問題としての胎児性水俣病の課題も射程に、専門家の視点からのみならず当事者の声に真摯に耳を傾ける必要がある。

　近年、生命倫理学の課題として、本書で捉えた課題のみならず、自然災害と人類の生存・危機管理における生命の尊重のための政策提言が求められている。人間の健康（well-being）においては、生活環境、社会環境と共に、地球規模の問題解決、また地域文化の尊重との関係、また自然環境保護と同時に自然災害における政策のあり方についても、生命倫理学の視座から真摯に向き合う必要がある。平成 7（1995）年 1 月 17 日関西淡路大震災発生、6 年後の東日本大震災：平成 23（2011）年 3 月 11 日、またその 5 年後の熊本地震：平成 28（2016）年 4 月 14 日、そして、令和 6（2024）年 1 月 1 日能登半島地震発生と繰り返される歴史の中で、生命倫理学は具体的政策を提示し、対峙できているだろうか。

　戦後日本の科学技術・社会史『原子力政策』の秀でた論客をもつ吉岡斉先生は、平成 23（2011）年 3 月 11 日の福島第一原子力発電所大事故発生の以前より、専門書『原発と日本の未来』を出版し警鐘を鳴らしていた。その後の世界は、新型コロナ感染症パンデミック、ロシアのウクライナ侵攻といったこれまでに経験したことのない困難を抱えている。

　国連教育科学文化機関の元事務局長 Federico Mayor Zaragoza は、2004年書籍『Sustaining Humanity』の "Humanity in a Changing Social Context" の中に、フランスの政治家・経済学者ジャック・ドロール（Jacques Delors）の 4 つの教育視座 1. learn to know、2. learn to live together、3. learn to be、4. learn to listen や法律家 Jan Wouters（K.U. Leuven）のグローバル視 "Sustaining Humanity on Global Scale" を提示した。

　生命倫理学は、環境倫理やグローバル倫理の視点からも広く学習する必要があり、既成の価値観のみならず、常にその価値観への懐疑や先端医療技術への批判の中から生まれることを忘れてはならない。

1.　Bioethics の歩み ―「生命倫理」という用語の起源 ―

　英語バイオエシックス（Bioethics）は、生命・生活を意味するギリシャ語の（bios）とラテン語 ethica（倫理）・ギリシャ語 ēthikē（ethics、慣性的・習俗的）を結びつけた合成語である。言語学者の解釈によると、英語の ethics は、"倫理" を意味するラテン語の ethica から転じて必ず複数形で用いられているとする説が有力であるとし、またラテン語 ethica は ethicus の中性複数形であり、元来 "倫理的なもの" を意味した ethika から転じたものであるとしている。それに対して、ギリシャ語の ēthikē は、ethikos の女性単数形であり、ethikos は "習慣・人柄" を意味するギリシャ語の ēthos の形容詞男性単数形であるという理由から、別の説が有力であることも指摘している。

　生命倫理学（バイオエシックス）の誕生は、米国の歴史にその背景がある。第二次世界大戦終結後、特に 1960 年から 70 年代にかけて、米国では、

医療消費者運動を契機とし、公民権獲得運動や女性解放運動、自然環境保護、人種差別撤廃等、これまでに弱い立場にあった人々の権利獲得運動が大きく進展した。生命論理学はこれらの出来事と連動し、また関与する学問分野を中心に、さらに学際的な研究領域として展開した。反戦運動もその一例であり、ベトナム戦争では、自然に対する環境破壊にとどまらず、枯葉剤の主成分であるダイオキシンにより汚染された魚やエビを食べた住民に障害をもった子が生まれるという非常に深刻な問題を及ぼした事への運動となった。

　環境破壊における水俣病（Minamata Disease）は、1972 年ストックホルムで開かれた国連人間環境会議で世界の人びとの心に公害の恐ろしさを刻んだ。「水俣病」は、患者となった母胎を通し、新しい生命にまでも「胎児性水俣病」を引き起こす。現在も闘病生活や障害に苦悩される患者・患者家族の生活を忘れてはならない。

　1972 年、D.C にあるジョージタウン大学ケネディ倫理研究所（Georgetown University, Kennedy Institute of Ethics）は、6 年間の歳月を要し『Bioethics 百科事典』を編纂した。2004 年『Bioethics 百科事典（第 3 版）』は、ケースウエスタンリザーブ大学（Case Western Reserve University）ステファン・G・ポスト（Stephen G. Post）を編集長として刊行された。1995 年第 3 版改訂（Reich, 1995）では、"Bioethics" は学際的環境において、様々な倫理学的方法論を用いながら行う生命諸科学とヘルスケアの道徳的洞察、意思決定、行為、政策を含む倫理的諸次元に関する体系的研究と定義されているが、2014 年、第 4 版刊行 "Bioethics" では、その一文が削除され、道徳的側面を含む行為の限りでは、道徳的価値と理論の見解において考察される生命諸科学とヘルスケアの分野における人間の行動を専ら道徳的規則と原則に照らして吟味する体系的研究と定義された。

　1978 年、初版『バイオエシックス百科事典（Encyclopedia of Bioethics)』の出版により、日本における生命倫理学教育を試みたのは、医学界では医師の武見太郎であった。武見は、1968 年、医師倫理論集を出版し、ライフサイエンスの進歩を追求しつつ、学際研究の重要性を論じた。武

見は、『バイオエシックス百科事典』において、日本の医療における伝統的職業倫理（Takemi, 1978）を執筆した。また一方で、ポッター（Potter, Van Rensselaer）の人類が生き残るための科学（the science of survival）としてのBioethicsに加えて、持論生存の理法を重ね、生存科学なる総合的学問体系を提唱した。

「生命倫理」という用語について述べると、1978（昭和53）年、青木清が在籍していた上智大学が生命科学研究所を設立し、大学院大学として、生命科学専攻開設を申請していた当時、日本の大学院には生命科学専攻は存在せず、生命科学そのものが学問として定義されていなかったため、文部省から従来の専攻に近い命名が望ましいと指摘を受け、さらに理系の大学院の中に、バイオエシックスの分野を開設する際には、設立審査に鑑み、日本語で表記するように助言があり、専攻名を生命科学専攻とし、「バイオエシックス」を「生命倫理」と邦訳し設置認可を受けた。1970年代当時、生命倫理という言葉は、一般には馴染みの薄いものであったが、その後、文部省の学術審議会でも使われるようになり公的に認められ、人口に膾炙（かいしゃ）するようになった（青木、2018）。

一方、日本におけるバイオエシックス活動は、1982（昭和57）年7月、長野県厚生連安曇病院神経科における"バイオエシックス"を基本とする考え方のもとボランティアを受け入れ、医師の栗本藤基、看護師の高根幸子がさまざまな試みを続けたことにある。その活動のリーダーは、ベトナム戦争報道を機会に親交を深めた元ジョージタウン大学ケネディ倫理研究所バイオエシックスセンターアジア部長の木村利人と国際報道写真家の岡村昭彦であった。

木村利人は、『バイオエシックス百科事典（Encyclopedia of Bioethics）第3版（Post, 2003）』において、「臨床倫理、東南アジアの歴史（1938-1968）九州大学医学部生体解剖ケース（The Kyushu University Medical School Vivisection case）」戦後、九州大学医学部関係者の間でタブー視された、いわゆる九州大学生体解剖事件に注目し、紹介した。

九州大学生体解剖事件は、太平洋戦争末期1945（昭和20）年5月から6

月にかけて、九州大学の解剖学教室にて捕虜となった米軍爆撃機 B29 の搭乗員 8 名に対して、西部軍監視の中、治療と称して軍事医学上の実験手術が行われた事件である。執刀した石山福二郎は戦犯容疑で逮捕され、拘置所に収監中に「一切は軍の命令、責任は余にあり」という遺書を遺して、縊死を遂げた。2015 年 4 月、九州大学医学部同窓会により、九州大学病院キャンパスに九州大学医学歴史館（The Medical Museum of Kyushu University）が開館した。九州大学の歴史を振り返る様々な貴重資料の収集・保存と共に、次世代に伝えるべく医療専門家の職業倫理として、反省文を展示し、高い倫理観を持つ優れた医療専門家の多くの業績と器物資料を公開している。医学歴史館は、関係者のみならず、これから医療専門家を目指す若い学生や一般市民にも自由に公開され、二度と繰り返される事のないよう歴史の教訓とする。2022 年、日本医史学会編『医学史事典』には、日本の医学「近代史」の歴史として、戦時下の非人道的医学研究として九州大学生体解剖事件と京都大学と 731 部隊が掲載され、医学の歴史、看護の歴史に関する新刊 DVD も出版された。

2.　人間愛とバイオエシックスの歩み

　1971 年、がんの研究者 Potter, Van Rensselaer（1911 ～ 2001 年）は、論文「Bioethics：Bridge to the future」において、人口増加や天然資源の浪費による地球破壊の危機を克服して人類が生き残るための科学（the science of survival）という意味で、人口問題や食糧問題、環境汚染などを抱える人類が、有限な地球で生き延びるための道を模索する事を論じた。またもう一方で、バイオエシックスは、生命科学や医療をめぐる問題（医学実験、遺伝子操作、安楽死、臓器移植等）に対する学術的研究成果を提供する New York ヘイスティングス・センター（1969 年設立）、Washington D.C ケネディ倫理研究所（1971 年設立）の専門機関の活動、例えば、「今日の bioethics の諸問題（Beauchamp & Walters 1978）」『Encyclopedia of Bioethics（Reich, 1978）初版』刊行により生命倫理学教育・研究の指標と

なった。

　1978年(昭和53)年4月、北九州市に新設された産業医科大学は、当時、疫学・労働医学を専門領域とした慶応義塾大学医学部土屋健三郎教授を初代学長に迎えた。土屋は、第1期生の入学式辞「建学の使命」所信表明にて"人間愛とバイオエシックス"を論じた。この事は、『土屋健三郎先生の足跡 ― 産業医科大学学長としての14年間 ―』(退任記念事業会出版)に記述されており、日本初の産業医科大学建学使命の第一条「人間愛に徹し生涯にわたって哲学する医師となるべく研鑽してほしい事(『humanity』)」すなわち、人間愛は、人類が始まった時から地球のあらゆる場所に存在していた事は間違いないが、同じhumanityを目指しながら、生活や文化や科学技術の進歩によって、その方法が地域、地域で異なり、目標さえ別のものになってしまうこともある。近代科学を基本として、西欧の文化は、科学という武器によって自然を抑圧し、伝染病を減少させ、食糧を増産してきたが、その目的は、人類を自然の脅威から守ることであり、もともと科学は、humanityから出発したものであった。また一方では、東洋、特に日本におけるhumanityは、和歌や俳句などに代表されるように自然との調和、さらには自然との妥協であり、東洋人、特に日本人は、比較的温和な気候風土に恵まれて、自然との調和を身につけてきたが、我が国においても、貧困の打破、伝染病の抑圧、生活水準の向上等のために、西欧の科学技術を導入せざるを得なくなり、特に戦後の科学技術の進歩は、我が国経済の高度成長の鍵となった。しかし、他方においては、公害問題、労働者の健康問題、さらに医療の産業化、医師の技術屋的志向等を引き起こす結果となり、また医療における経済問題は、ここ数年来急速に悪化しつつある中で、遺伝子工学を機に、彷彿として生まれたバイオエシックス(生命倫理)は遺伝子への人為的介入のみに留まらず、広く『人類生存のための倫理』として議論されるようになった事を紹介した。

　土屋は、この"バイオエシックス"こそ、その根底は西欧的なhumanityと日本的なhumanityとの融合であると考えた。例えば、安楽死の問題一つを取り上げてみても、英語では安楽死はmercy killingであり、これ

を無理に日本語に訳すと、神の慈悲によって殺すという意味になる。しかし、アメリカ人の大部分は、この mercy killing には反対である。また一方においては、そういう症例を扱う倫理的な方途がないのも事実である。そして、神の慈悲とは言うものの、科学者である医師が代行する行為となり、日本語でいう安楽死との間には、その基本的な意味合いから大きな差がある事に気付くであろう。そして、この問題は、ただ単に「善か悪か」という判断基準によっては解決されないことも、よく理解できると思う。この場合、新しい倫理的な接近あるいは対応として、西欧的な humanity と日本的な humanity との融合が必要であるとした。

3.　九州大学医科学専攻修士課程講義「生命倫理学」の変遷

　2004（平成 16 年）年 4 月、九州大学医科学専攻修士課程講義「生命倫理学」は、中野満里子（人文科学研究院）を世話人として、必修科目として開講された。講義は、生命倫理の考え方、Informed Consent の理念と方法、情報開示とプライバシー、医学における QOL、人命の尊重という理念、科学の進歩とその意義、動物実験をテーマとされた。講義と討議形式で行われ、生死にまつわる医療・医科学の問題について倫理的・論理的に判断決定する能力を養うことを目的とし、一般学習目標は、生死にまつわる医療・医科学の問題について、何が「倫理的な」問題であるかを見極め、多様な意見に配慮しつつ、倫理的・論理的に判断決定する能力を養うこととされた。2005（平成 17）年 4 月より、一般学習目標は変更せず、丸山マサ美（医学研究院）を世話人として、総論：生命倫理学の成立背景を理解するとともに、生命倫理学が取り扱う問題領域を概観すること、各論：生命倫理学教育・研究の実践 ― 倫理原則の理解 ―、生命の始期における法的および倫理的問題、生命の終期における法的および倫理的問題、専門職者としての態度形成、人間の尊厳と患者の権利を尊重した 21 世紀の医療について、講義と討議を通し展開されている。

4.　21世紀における医学の使命と看護の心 — Caritas —

　医学の使命について、ステイシー B. デイ著、井口潔、小林迪夫監・訳著書『21世紀における医学生および医学の使命』は、医学以前の基本的な生物学的知識として、健康に対して危険な状況が数多くあり、我々は、体に進入し得る細菌、ウィルス、真菌、アメーバまたは昆虫などの生物について取り組まなければならないこと、また、食物、植物あるいは、サソリ、蜘蛛または、クラゲなどの動物からの毒物が我々に影響を与えたり、あるいは過量の医薬品、殺虫剤、ガス、カドミウムや鉛などの毒物を飲み込む場合もあり得ることを指摘した。時には、事故、外傷、損傷などの出来事もあり、単なる加齢によって身体が衰弱して、そのうちに病気になって、最終的には死に至ることもある。では、これらのイベント、すなわち、生命の誕生から死までの文化的、生物学的、社会的、政治的、歴史的な空間的 — 時間的概念の範疇で生じるすべてのものを指し、医師がその事象を識別できるということは、医師によって、医療の背景、ならびに健康とそれを維持するものに関する知識が明らかにされて、そして、そのようなイベントによって、人々が病気になる過程と理由が説明されることとなる。それらの要素のうち、個人、家族および社会について、理解を深めるのに役立ち、健康増進および疾病予防戦略に関係するものをまとめ、以下4つとした。

① 　コミュニケーションの力
　　コミュニケーションは、医師としての我々の仕事の中心であり、健康と疾病の理解に影響を与えるものである。
② 　我々は、人間の行動を理解しなければならない。人々はなぜそのように行動するのか。それは、個人に限らず、社会および国民についても言えることである。
③ 　我々は、医師としての我々の計画的措置によって、我々が接触を保

つ社会を改善することができるような方法を知らなければならない。
共同作業の方が、単独作業より好ましい。
④　我々は、人々を指導して、問題の改善ができるようにし、自己支援
および自己健康管理を行わせることができなければならない。

（1）　患者との良好な関係を築くためのコミュニケーション

　生命倫理学を学ぶ目的は、各事例における倫理問題に気がつき、また推
論ができ、倫理問題を明確化し正しいと判断できる理由・根拠により、課
題の対応策を提示する事が求められる。臨床現場においては、特に、患者
の視点に立つ共感の姿勢が基本となる。
　生命倫理学者であり看護学教授である Carol Taylor 等は、看護学のテ

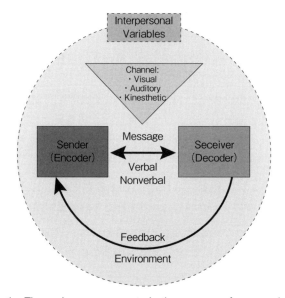

図序 - 1　The various components in the process of communication
出典：Carol Taylor, CarolLillies, Priscilla LeMone, Pamela Lynn, Fundamentals
　　of NURSING, ：The Art & Science of Nursing Care, Six edition, APTER
　　21, Communicator, Fig.21-1, The various components in the process of
　　communication, Lippincott Williams & Wilkins, 2008 参照

キストにおいて、コミュニケーションとは、S-R プロセス、つまり送り手（sender）と受け手（receiver）、また刺激（stimulus）と応答（response）という関係からも分かるように、そこではある人物がメッセージの形で刺激を送り、他の人物がそれを受け取って応答するものと捉える（図序 -1 参照）。

スティシー B. デイの考えるコミュニケーションは、伝達者の心からその聞き手の心へ意味を伝達する事はできず、ある人が誰か他の人と共有したい経験をもった時にコミュニケーションは生じるとした。その経験は、その人にとって意味を持つもので、その人にとっては共有する価値を持ったものとした。したがって、コミュニケーションは、ある人が他者と自分の経験の一部を共有するプロセスであると定義することができる。そのプロセスを共有するためには、その人は自分の学んだあるいは、その文化で発達した記号という媒体を用いる。その人は、自分自身の経験及び記号システムに照らして、他者の経験を理解する。したがって、コミュニケーションのプロセスは、他者の記号を受け取って内方投射するだけでなく、その他者がその記号を受け取って、内方投射してくれる期待をもって記号を送る事もある。受け取ったメッセージへの応答は記号送信よりはるかに重要であり、コミュニケーションには期待が込められていることから、伝達者はその受け手に対して、その文化に応じた特定の様式で反応を“期待”する事とした。

コミュニケーション理論における民族的多重文化要素は、A.E. Ivey & M. Ivey の提唱したマイクロカウンセリング理論「階層表（図：参照）」で説明されている。患者との良好な関係を築くためには、理論の学習のみならず実践を通した自己のコミュニケーション場面を振り返ることが求められ、トレーニングによりコミュニケーション技術を磨くことが必要となる。

（2） 看護の心 — Caritas- について —

Caritas という言葉の意味は、英語の Charity に通じるラテン語である。しかし、Caritas という時には、Charity ということではなく、もっと看

マイクロ技法の階層表（2022）

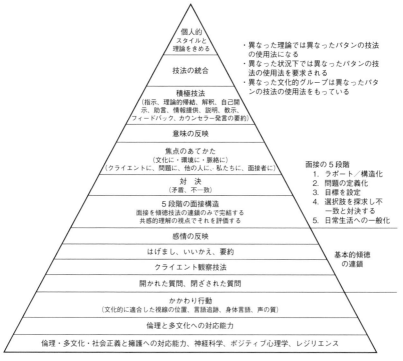

図序-2　International Interviewing and Counseling

"International Interviewing and Counseling" A.E. lvey ／ M.B. lvey ／ C.P. Zalaquett
より許可を得て福原眞知子翻訳・掲載
出典：福原眞知子著「私的カウンセリングの発達」ポプラ社、2024 年

護についての基本的な特質を表している。それは、"binding together" と
いう意味をもっており、つまり、我々を病気と一緒に結びつける力であ
り、共苦の心を持ち、看取り、癒し、そして福祉への心を湧き上がらせ、
誠実（信仰）と希望によって強められる人間の本能、そして患者、並びに
我々の社会に対して、自らを犠牲にしようとする意欲をかきたてる言動力
になるものである。医師と患者と看護職を文化共同体において結びつけ
るもの、そして、我々医療職に真の基礎を与える力、それがこの binding
together -Caritas- である。看護の心とは、その昔、最高の概念から出発し

た後、この物質主義の社会になるにつれて、急速に消滅しつつある。"看護の心"がなければ、看護の本質はない。看護 "nurse" という言葉は、ラテン語の "Nutricius" からできている。それは、食べさせ、育み、庇護してやるという意味である。看護の技能と学問は、3本の脚をもつ椅子の2本にすぎず、"看護の心"は、この2本の脚と同じように重要である。つまり第3の脚があってはじめて安定化するものであり、看護という聖職の使命感の源となるものである。

　看護とは、患者が要求している看護のやり方を体系づけ、そして、看護職が身につけなければならない技術である。看護とは、医学生物学、つまり解剖、生理、薬理、あるいは、それから分かれた医学の色々な部門など、外科学など医学の知識にも基礎を置いた科学である。しかし、最終的には、最も重要な事として、看護は、人間性を求めているものに応えるという第一義的な目的をもっている。Human family に尽くすという概念によって、看護職は、心、精神そして、身体が求めているものに応えるのである。それが看護の心であることをステイシー B. デイは、聖職の使命感の源として大切にした。

Column　学生諸君へ ― 井口潔先生からのメッセージ ―

2021 年 8 月 31 日特別面会 病室にて

心で生きようとする生物はすごい
人間が想像しているよりか物凄くすごい
その凄さを若い者は勉強してください
桁が違う　その事です　要するに勉強する事です

私は戦争が済んだら外科医者になろうと思ったが外科教室に入局しても
何の代り映えないと思って理学部、物理科学の門をたたき、学位は二つ取りました。
二つ取ってみたら、何がわかったかというと、医学系の入局した時とはまったく違うものがわかりました。
若い者はこれから自分の生き方を教えてくれる基本を学ぶ事です。
何が凄いと言えば、人間は自分の力で　自分を新しくしようと願っている生物だ
それにふさわしい生き方を若い者はしているか

人間は心で生きる生物
人間は自分の寿命を自分で決める事ができる生物だ
この事に気が付いた人間はいない
私は気がついた
これが人間として生きる道です

丸山さん　あなたはバイオエシックスの教育を持っている
「人間が自分の寿命を自分で決める」という言葉は、あなたのテキストに出てきてはいないでしょう。もっと人間はもっとすごい　それを考えてください
自分の寿命を自分でつくる
あなたのテキストの最後の一文にその事を次の版替えの時に書くべきですね。
頑張ってください。

5. 教科書表紙 ― 絵画「研究室の三宅速教授」―

絵画「研究室の三宅速教授」は、九州大学井口潔名誉教授（昭和 20 年卒）の父井口淡医師（明治 43 年卒）の居室に保管されている。書籍『或る明治外科医のメモランダム ― 九大医学部揺籃期 ―』において、この絵画が描かれた経緯が、三宅速の日記に紹介されている。この絵画は、大正 13（1924）年 12 月 16 日、和田三造氏が九州に招かれて、描かれた。

「余の像を描く為、態々東京より来福し、余の室にて余の研究に従事する有様に付き執筆され、12 月 20 日肖像画を完了され、直ちに帰京の途に上らる。報酬として、金五百円を贈る。氏の語る所によれば、単なる肖像画とすれば、其人の生存期間より精々死後百年間位を経過すれば、世人は其生存期間の事情を審らかにせず、単に画の良否を批判するに留る。然るに其人が研究する其侭の状態を画けば其人の人格を能く写し得て、永遠に其人の学碩を後世に傳ふるに足るべし、との観念より是図案を選びたり云々。氏の意見は、実に敬服の至にて、単に余の肖像のみならず、余の膽（胆）研究中の像を写し、同時に研究室の四周の書籍、顕微鏡、標本瓶は更なり。硝子窓越しに内科研究室の外貌迄写し得て妙なり。我研究室も内科研究室と全く同形の建物なりき。氏の言の耳朶に尚、新たなる際、即ち画成って後一ヶ年ならずして、内科、外科研究室全部に祝融氏（＊火の神様＝火災）の見舞う處となり、悉皆烏有に帰し去りたり。和田画伯の余の肖像画は火災の直前自宅に持ち帰りありて難を逃れたり」。

| Column | 三宅 速教授とアルベルト・アインシュタイン |

九州大学医学歴史館 企画推進担当理事

佐藤 裕著（九州大学医学部 53 年卒）

　1922 年 11 月、日本の改造社の招きに応じて来日途上にあった世界的物理学者アルベルト・アインシュタイン（1879-1955）は紅海を抜けインド洋に差し掛かった頃、乗船していた北野丸船上で慣れない船旅と気候の変化により、俄かに体調を崩した（アインシュタイン自身は、血液の混じった下痢便をみたため、「直腸癌」ではと訝って悲嘆にくれ、帰国まで考えたという）。この時エルザ夫人が、同船に流暢なドイツ語を話す日本人医師が乗り合わせていると聞き及び、偶々乗り合わせていた万国外科学会から帰国途中の九州帝国大学外科学教室の三宅速教授（1867-1945）に診察を乞うた。三宅教授の丁寧な診察によって事なきを得て元気を取り戻したアインシュタインは、神戸港に上陸した後、改造社との契約にそって日本国内で精力的に講演をこなした（なお、アインシュタインは北野丸船上で、「光量子説」に対してノーベル賞授与の知らせを受けている）。改造社との契約では、日本滞在は 11 月 17 日から 12 月 16 日までであったが、改めて北野丸船上での三宅教授の厚情に対して感謝の意を表するために、予定外の福岡行きを強く希望したのであった。そして、12 月 24 日アインシュタイン夫妻が博多駅に降り立つと、アインシュタインの相対性理論を日本に広めた九州帝国大学工学部の桑木教授（1941 年創設の日本科学史学会初代会長）と三宅教授が出迎えた。九州帝国大学本部を表敬訪問後に、市内の大博劇場で 5 時間にも及ぶ一般向け講演を行った（通訳は、東北帝国大学物理学の石原純教授）。この講演中、アインシュタインは福岡中学から借り受けた黒板に三つの説明図を描いたが、この図の重要性を感じ取った福岡中学の理科教諭が、講演終了後、白墨で描かれた説明図が消えないようにニスを塗って大切な記念物として保管した（なお、黒板上の説明図の説明文は石原教授による）。残念なことに、経年劣化により描かれた説明図や説明文は徐々に消えていき、戦時中に廃棄されてしまったという（現在は、その写真のみが残る）。この講演終了後、留学中のベルリンにおいて音楽を通じてアインシュタインと交流があった精神科の榊保三郎教授（九大フィルの創設者）を訪ねて旧交を温めた。また、福岡滞在中その当時福岡の迎賓館的役割を果たしていた栄家旅館に投宿していたアインシュタインは、旅館の女将から依頼されて慣れない毛筆で「Albert Einstein」と揮毫したが、この揮毫扁額は戦火を免れて残り、さら

に現在これを写した記念碑的な石板が修獣館高校に大切に保管されている。翌
12月25日に三宅教授宅を訪れて、船上での懇切丁寧な診察に対する感謝の意
を表すと、三宅教授も一家をあげて歓待した。後に、速の長男の博（戦後、父
親の後を継いで九州大学第一外科四代目教授に就任）は、「三宅邸を辞する際、
玄関で博士の靴紐を結んでさしあげたところ、博士が"いい子だ"と言って、
自分（博）のイガグリ頭をなでてくれた」と述懐している。アインシュタイン
は12月29日に門司港から帰国の途に就き、以後再来日することはなかったが、
両者はその後も手紙のやり取りを続けるとともに、三宅速教授が渡独した際に
はアインシュタイン邸を訪れたりして、交流が続いた。ところが、戦時中岡山
大学外科学教授を務めていた博のもとに身を寄せていた三宅夫妻は、終戦直前
の1945年6月に岡山で米軍の空襲の犠牲になった。終戦後、博がこの悲報を
アメリカに亡命していたアインシュタインに伝えたところ、丁重なドイツ語の
哀悼の辞が寄せられた。現在、その哀悼の辞が徳島県美馬市穴吹町舞中島にあ
る三宅家の菩提寺光泉寺の三宅速夫妻の墓石に、以下のように刻まれている。

「Hier ruhen Dr. Hayari Myake und dessen Frau Miho Myake. Sie wirken
vereint fur das Wohl der Menschen und schieden vereint als Opfer von deren
Verirrungen. Albert Einstein」

「ここに三宅速博士とミホ夫人が眠っている。ふたりは人々の幸せのために
働き、ふたりは人々の迷い犠牲となって世を去った。アルベルト・アインシュ
タイン」

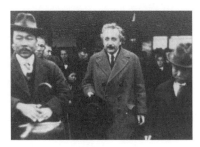

写真1．博多駅のアルベルト・
アインシュタイン

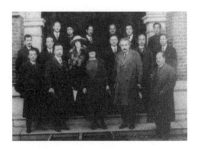

写真2．大正11（1922）年
12月25日九州大学

序章　総論
【参考文献】

1. 吉岡斉『原発と日本の未来』岩波ブックレット No.802、2011 年 2 月

2. 吉岡斉『脱原子力国家への道』岩波書店、2012 年 6 月

3. 吉岡斉、寿楽浩太、宮台真司、杉田敦『原発　決めるのは誰か』岩波ブックレット No.925、2015 年 5 月

4. 中山正敏・綾部広則編『吉岡斉を語る／吉岡斉が語る』花書院、2023 年 1 月

5. Johan Verstraeten, Maria Duffy（eds.）, European Ethics network, Sustainig Humanity,An Ethics Agenda For European Leaders Today, Leuven, 2004

6. 同掲書 5. Humanity in a Changing social Context, Federico Mayor Zaragoza, former President of UNESCO, Fundacion Cultura de Paz, Madrid, pp.43-48, Leuven, 2004

7. 同掲書 5. Sustaining Humanity on a Global Scale, Some refrections from on international lawyer's perspecrive, Jan Wouters（K.U.Leuven）, pp.125-134, Leuven, 2004

8. NHK 総合 ETV 特集『膨張と忘却～理の人が見た原子力政策～』

第 2 節【参考文献】
1. 代表発起人羽田春兎、館　正知、神崎和昭、鈴木秀郎、小出　紀『産業医科大学土屋健三郎学長退官記念事業会、土屋健三郎先生の足跡・産業医科大学学長としての 14 年間』平成 4（1992）年 3 月発行

第 3 節【参考文献】
1. 田村能史発行『水俣病裁判 ― 人間の尊厳をかけて ―』、水俣病被害者・弁護団全国連絡会議編者、かもがわ出版、1997 年

2. 代表発起人羽田春兎、館　正知、神崎和昭、鈴木秀郎、小出　紀、産業医科大学土屋健三郎学長退官記念事業会、『土屋健三郎先生の足跡・産業医科大学学長としての 14 年間』平成 4（1992）年 3 月発行

3. 丸山マサ美、戦時下の非人道的医学研究（1）九州大学生体解剖事件、pp.528-529、戦時下の非人道的医学研究（2）京都大学と 731 部隊、pp.530-531、『医学史事典』、丸善出版、2022（令和 4）年 7 月

4. 丸山マサ美、「アメリカ公文書館にみる九州大学生体解剖事件、関係資料とその意義」、『日本健康学会誌』第 86 号巻第 5 号、pp.224-230、2020（令和 2）年 9 月

5. 丸山マサ美編著『バイオエシックス　その継承と発展』2018 年 5 月、川島書店

6. 丸山マサ美総監修、木村利人監修、アニメでわかる医療倫理の歴史、丸善出版、2021 年

7. 丸山マサ美総監修、金井一薫・佐々木秀美・平尾眞知子監修、アニメでわかる看護の歴史、丸善出版、2021 年

第4節【参考文献】

1. スティシー B. デイ著、井口潔、小林迪夫監・訳者『21世紀における医学生および医学の使命』九州大学出版会、1996年11月

2. 福原眞知子著『新訂私的カウンセリングの発達』193頁、ポプラ社、2024年4月

3. Allen E. Ivey, Mary Bradford Ivey, Carlos P. Zalaquett, International Interviewing and Counseling, Facilitating Client Development in a Multicultural Society, Tenth Edition, Cengage Learnig, Inc. ALL RIGHTS RESERVED, USA, 2023, 2018, 2014.

第5節【参考文献】

1. 三宅速記／三宅進編、書籍『或る明治外科医のメモランダム ― 九大医学部揺籃期 ―』大正13（1924）年、9頁、146頁、日本文教出版、1998年2月

第 1 章
生命の始期をめぐる倫理的・法的・社会的課題

　生殖補助医療をめぐる倫理的・法的・社会的課題としては、母体血を用いた非侵襲的出生前診断・選択的中絶、着床前診断と胚選別・デザイナーベビー、精子・卵子・凍結受精卵の売買、代理出産、生まれてくる子ども出自を知る権利等など、ELSI：Ethical Legal Social Implication（倫理的・法的・社会的課題）を考究する上でその原点を学ぶことが基本となる。

　生殖医療技術が内包する生命倫理的課題とその社会的規制、すなわち広い意味における政策については、問題の発見から解決への連続的な過程を国内の事例から抽出することは非常に困難である。なぜならば、日本では生殖医療の専門家である産科医の学術団体（日本産科婦人科学会）による議論は社会に向けて非公開であり、会議の結果だけが「自主的」な「会告」という名称で公表されるにすぎないからである。この「会告」は、学会員の診療と研究の方向性に一定の示唆を与えることになりはするが、しかし、診療と研究の許容される範囲を明確に限定したり、または逸脱した行為に対して罰則を設けたり、さらには社会的な制裁を伴ったりするものでは一切ないところに我が国の特徴がある。ということは、いつ、どこで、誰が、何を、どのように診療や研究を実施したとしても、その経緯は一枚の診療カルテか実験日誌の片隅に記録がとどまるにすぎず、医師・助産師・看護師と患者の限られた人間関係の情報が保留されるにすぎない事を意味している。その意味では、何が問題であり、何を規制すべきか、さらには何が欠けているか、というような成熟した疑問が問われる事はな

く、"プライバシーの問題"とか"知る必要もない情報"という名目で隠
蔽されてしまうのである。しかし、欧米において同質の問題が発生した場
合の彼らの議論や行動は、我が国のそれとは大きく異なる。これを"民族
的感受性の差"にすぎないと一言で言い放つには、あまりにも大きい問題
であるが、ここでは、1990年、旧西ドイツ連邦とイギリスが、生殖医療技
術の社会化（病院診療と科学研究）に対してとった態度、つまり"許容す
べき"は解放し、"許さざる"は抑制する"政策選択"に向けた論理的構
築とその手段について紹介する。

　また、日本における第1子出生における母子衛生の統計に着目し、第
3番目の家族の構成員となる第1子に対する価値観を探求する。その際に
は、家族を取り巻く婚姻、改姓、離婚、養子等、男女の一般的なライフ
コースを考察する必要がある。

1. 生命はいつから始まるか

『Moore人体発生学－』（以下、Mooreと略）、序章において、「ヒト」の
発生は、女性から卵細胞 oocyte（卵子 ovum）が、男性からの精子 sperm
（Spermatozoon）遺伝子によって受精し、1細胞の接合子 zygote を形成し
て始まる連続した過程であるとされる。細胞分裂、細胞移動、プログラム
された細胞死（apoptosis）、分化、成長、そして細胞の再配置によって、1
個の非常に特殊な全能性の細胞である受精卵（接合子）が、多細胞からな
るヒトへと変わっていく。多くの発生上の変化は胚子期と胎児期に起こる
が、重要な変化は、新生児期（生後4週間）、幼児期（生後1年）、小児期
（2年から思春期まで）および青年期（11年から19年）のような後の発達
段階においても起こる事が記されている。

　また第2章「ヒトの発生の第1週」において、ヒトの発生は、受精
fertilization によって始まり、男性生殖子 male gamete である精子 sperm
が女性生殖子 female gamete である卵子 oocyte と融合し、単一の細胞で
ある接合子 zygote を形成する。この高度に特殊化した全能性（totipoten-

cy）をもつ細胞は、ユニークな個体であるわれわれ一人一人の始まりということができる。肉眼でやっと見える大きさの接合子は、母親と父親に由来する染色体 chromosome と遺伝子 gene とを含んでいる。接合子は何度も分裂し、細胞の分裂、遊走、成長および分化を経て、次第に多細胞からなる人間へと形を変えていくとある。

　また生命の始まりの時期：受精、受精卵の着床、受精後 14 日目：原始線条（Primitive Streak）の出現、大脳皮質原基の発生、胎動、体外生存可能、誕生といった選択肢が考えられる。生命は連続する個体であるので、結論としては、生命の線引きはできない。

Column　人間の胚

　人間の胚を研究に使用する事に対する反対意見の骨子は、それらの胚は人間に成長する可能性をもっているというものである。我々は、人間の胚の発生過程の中の『原始線条の形成』に着目した。専門家の多くは、この時期を受精後約 15 日目に当たるとしている。これは、胚が個体としての発生を開始する出発点である。これをもって期限とする事は、着床完了時を期限としている人々の考え方とも一致する。そこで我々は、これよりさらに一日を差し引いた 14 日を研究終了期限とみなす事にした。よって、〈**体外受精に由来する生きた人間の胚は、凍結されている、いないにかかわらず、子宮に移植しない場合には、受精後 14 日間を超えて生かしておいてはならず、また受精後 14 日間を超えた人間の胚を研究に使用してはならない。この 14 日間という期限には、胚の凍結がされていた期間は含まれない。さらに、体外受精に由来する生きた胚を、この期限を超えて研究対象として取り扱い、または、使用する事は、犯罪とする**よう勧告する。また、研究に使用した胚は、いかなる場合であっても子宮に移植される事のないよう勧告する〉。(引用文献 1、2)

　一方ドイツは、1990 年「胚子・胎児の保護に関する法律」を制定した。その基本となった判断材料は、1985 年に提出された元ドイツ連邦憲法裁判所長官エルンスト・ベンダを委員長とするベンダ委員会報告書であった。ベンダ委員会の発足以前から、胚子（胎児）の生命の尊厳をどう守るかに

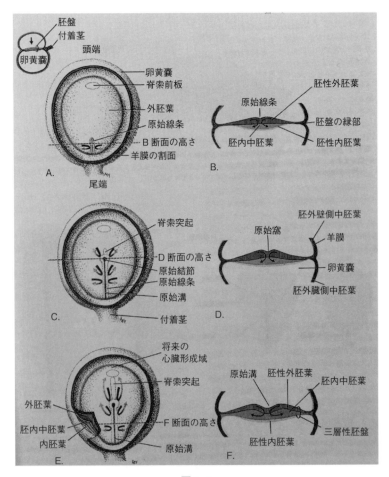

図 1-1

出典：K.L. MOORE 著、星野一正訳『MOORE 人体発生学』第 4 章 三層性胚子
の形成、図 4-1，三層性胚盤形成（15 日～ 16 日目）の模型図。左上方の
小さなスケッチは位置関係を示す。矢印は A に示す背則を指す。他の図に
おける矢印は、内胚葉と外胚葉の間を移動していく間葉細胞群を示す。A、
C、E：羊膜を取り除いて露出した胚盤の第 3 週初期の背面図。B、D、F：
それぞれの高さにおける胚盤の横断面図である。脊索前板は破線で示して
あるのは、脊索前板は内胚葉の厚くなったものであり、脊側表面から見る
ことができないからである（転載許諾済）。

ついては、法曹界と議会において幾度となく議論の対象となっていた。すなわち、妊娠中絶に関連したものである。妊娠中絶に対するドイツ連邦憲法裁判所の見解の変化の流れは、漂う水の流れにも似ていた。ドイツ刑法（1872年）では、218条で妊娠中絶を全面的に禁止していた。1974年に、218a条およびb条において、期限モデルと適応事由モデルの両者を採用し、妊娠中絶を合法化した。後者のモデルには、医学的適応事由と優生学的適応事由が含まれていた。前者は妊婦の生命の危険や妊娠の健康状態の重要な侵害の危険がある場合であり、後者は、子どもが遺伝的素質もしくは出生前の有害な影響の結果、除去し得ない障害を被っており、妊娠の継続を妊婦に要求できない場合の中絶である。しかし、1975年2月25日、連邦憲法裁判所は、「期限モデル」を採用した1974年改正の刑法218a条を基本法第1条第1項1段（人間の尊厳）および基本法第2条第2項1段（生命の権利、身体の不可侵）に違反するとして無効とした。つまり、ドイツ刑法には、胚子や胎児の生命の尊厳による区切りは存在しない事を示したのであった。1976年改正では、「適応事由モデル」をより詳細に法制化した。すなわち、医学的適応事由と優生学的適応事由による22週以内の中絶と犯罪学的適応事由（強姦等の結果妊娠した場合）や社会的緊張状態適応事由（妊婦に妊娠の継続を要求し得ないほど重大かつ他の方法で回避不可能な危険が存在する場合）による12週以内の中絶は、不可罰とした。1990年10月、東西ドイツは統一された。妊娠中絶の問題は、胎児の生命をめぐる国家の生命保護義務と妊婦の自己決定権の対立的議論に据えられた。

　ベンダ委員会報告書から、「胚子・胎児の保護に関する法律草案」が完成し、「胚子・胎児の保護に関する法律」が制定した。草案の作成段階から、「法律」の可罰的行為には、胚子への侵害、体外受精の濫用、胚子及び胎児の濫用、同意のない受精及び胚移植、ヒトの生殖系列細胞の人為的改変、人為的に変異させられた生殖細胞の使用、クローニング、キメラ及びハイブリッドの形成等が含まれていた。刑罰は、いずれも3年以下の自由刑または罰金とされたが、行為者における軽率な行為とされる場合は、

2年以下の自由刑または罰金、特に重大な場合においては6月以上5年以下の自由刑とされた。特に厳格に規定されたのは、ヒト生殖系列細胞の人為的変異、人工的に変更された胚細胞の使用、クローン・キメラ及びハイブリッド形成であり、いずれも5年以下の自由刑とされた。これは、ドイツ刑法において、故殺や嬰児殺に等しい刑罰である。一方、ドイツ基本法は、ナチス時代の経験に基づいて、人間の尊厳とその基本権を最も重視している。もっとも根本的な基本権は「人間の尊厳（Würde des Menschen)」であり、「これを尊重し、保護する事は全ての国家権力の義務である」とされ（基本法第1条第1項）、国家組織もこの基本権を保護するための「もの」と位置づけられている。

　初期の発育段階にある胚子は、未だ基本権の享受者ではなく、また基本権によって保障される人格でもないにもかかわらず、基本法第1条及び第2条第2項における「人間の尊厳」と「人間の生命」の客観的価値決定によってカバーされているのである。連邦憲法裁判所は、「母体内にある発育中の生命（基本法第2条第1項）」を「独立の法益」であると認めている。連邦憲法裁判所は、基本法第2条第2項1段にいう「各人（jeder)」という概念に「胎児」を含めており、その結果「生命の権利」を有したのである。また別のところで連邦憲法裁判所は、胎児の事を「憲法の保護を受ける独立の人間」と読んでいる。同裁判所は、すべての人間の生命を保護する国家の義務について言及し、「人間の生命の存在するところ、その人間の生には人間の尊厳が認められている」とした。

　ベンダ委員会は、ゲノム研究の禁止と並列に、すべての生殖系列細胞の遺伝子組み替えとその細胞を用いた生殖技術を完全に禁止した。またベンダ委員会は、受精後14日目以前の胚子も人間としての「種に固有な（arrspezifisch)」生命として法的に保護する必要性を主張した。連邦憲法裁判所でも受精後14日目以前の胚子を基本権を有する独立した一人格として保護すべきとの決定をした矢先だった。ここでも人間の生命の始期は着床前の細胞の一塊りにすぎない胚子であり一人格を保有した人間として許容した。草案における理由書には、立法者は、何よりも「人間の尊厳」と「生

命」のために、基本法の価値決定を第一義に考慮すべきと論じており、初期の発育段階にある胚子は、いまだ基本権の享受者ではなく、また基本権により保障されるという意味での人格ではないと主張する者がいる中で、ベンダ委員会は、基本法第1条及び第2条第2項の客観的価値が、このような発生段階にある胚子までもカバーするとした。

　一方、ベンダ委員会は、提供卵子や提供胚による人工生殖によって、母子関係の遺伝子伝達原則が危機に陥る事にも多大な関心を払った。例えば、完全代理妊娠では女性遺伝子伝達の原則が、そして、部分的代理妊娠では遺伝子伝達原則と妊娠・出産の原則が危機に陥り、母子関係が法制度上にも影響を及ぼすからである。いかに生殖補助技術が進歩・発展を遂げても、母と子の間には、臍帯という1本の絆が最も重要である事を重視したものであった。

　法律は、配偶子間生殖技術以外のものは、一切これを認めなかった。したがって、精子の提供、卵子の提供、胚子の提供及び代理母は、いかなる形態であれ、禁止された。これは、ドイツ連邦共和国基本法の精神が強く発揮された部分と言える。

　1990年12月3日、ヒト胚の道徳的地位を定める規範的規準として、発生学上の議論に13条の胚保護法 "Gesetz zum Schutz von Embryonen (Embryonenschutzgesetz-ESchG)" が制定された。ヒト胚子の扱いにおける法的枠組みの特別な焦点において、どのような存在がヒト胚子とみなされるべきか、どのような保護レベルを認めるべきかを倫理学上の課題として、ヒト胚子の定義は受精し発生能力を有するヒト卵子において細胞核融合以降のものであり、さらには胚子から採取された全能性（totipotency）を有する細胞として、必要な前提条件があれば分裂し個体にまで成長可能な各々のもの（第8条第1項）とした。胚子保護法第1条第2項において、卵子を提供した女性において、その者の妊娠以外の目的のために当該卵子を人工授精する事を禁じた。研究目的のためのヒト胚子の生産の禁止、卵子と胚子の提供と代理母の禁止、なお第1条第5項で1月経周期中に女性へ移植する予定数の卵細胞のみの受精が許された。また、第2条第1項で

はヒト胚子の販売、引き渡し、取得、利用、また妊娠を惹起させる以外の目的で、ヒト胚子を対外で成長させること、研究以外で胚子を利用しない、第6条ではクローニングについて、ヒト胚子を用いて、それらを女性や動物に移植して、キメラおよびハイブリッドを作成することなどが定められている。

第3条　胚子及び胎児の濫用

第4条　同意のない受精及び胚移植

第5条　ヒトの生殖系細胞の人為的変異

第6条　人為的に変異させられた生殖細胞の使用

第7条　クローニング

第8条　キメラ及びハイブリッドの培養

資料 1-3　胚子・胎児の保護に関する法律　（目次）

第1条　生殖技術の濫用

第2条　ヒトの胚子の濫用

第3条　禁じられた正の選択（性選択の禁止）

第4条　専断的受精、専断的な胚子移植及び死後の人工授精

第5条　ヒトの生殖系細胞の人為的変異

第6条　クローニング

第7条　キメラ及びハイブリッドの形成

第8条　概念規定

第9条　医師の留保

第10条　任意協力

第11条　医師の留意に対する違反

第12条　過料の規定

第13条　施行期日

（引用文献3）

2. 生殖補助医療 ― 生殖の可能性 ―

Morgan Capron 論文「生殖の可能性（1984 年）」は 12 通りの可能性を記した（表 1-1）。

1984 年、雑誌『Newton 特別取材：体外受精「夢と現実の間でゆれる治療」』は、体外受精させた卵子が、37℃ に保たれた恒温器内で培養された

表 1-1　生殖の可能性

No	遺伝源	受　　精	妊娠	社会的両親
1	X_M&Y_M	自然	M	M&M
2	X_M&Y_M	人工授精	M	M&M
3	X_M&Y_M	体外受精	M	M&M
4	X_M&Y_D	人工授精	M	M&M
5A	X_D&Y_M	体外受精	M	M&M
5B	X_D&Y_M	人工授精と胚洗浄	M	M&M
6	X_D&Y_M	人工授精	D	M&M
7A	X_M&Y_M	自然または人工授精／胚洗浄	D	M&M
7B	X_M&Y_M	体外受精	D	M&M
8	X_D&Y_D	自然、人工授精または体外受精	D	M&M
9	X_M&Y_D	体外受精	M	M&M
10	X_1&Y_2	体外受精または 自然／人工授精／胚洗浄	3	4&5

略語：X　女性、Y　男性、D　ドナ－、
　　　　M　婚姻しているカップル

出 典：Capron, Alexander Morgan, Law, LL. B., a Moral Basis
　　　　for Concerted Action in a Pluralistic Society, Meduicine
　　　　& Health Care, 1984, pp.192-198

後、正常に卵割が進んでいるかどうか顕微鏡下で確認されたことを紹介し
た。日本初体外受精児は、"In Vitro"すなわち試験管ベビーと紹介され、
日本社会に大きな反響を巻き起こし、賛否両論となった。

　一方、世界初体外受精児であるルイーズ・ブラウン誕生は、その約8年
前、女性の卵管障害からくる不妊症の治療法として紹介されており、海外
では、すでに多くの適用例を持った医療として、受容された。しかし、
生命の始まりに、人為的な介入をすることは許されるか、また、遺伝子操
作につながる行為等、治療法の確立のみならず、倫理的・法的・社会的課
題には、どのような事が考えらえるかといった議論が巻き起り、体外受精
の技術の進歩・発展のみならず、培養室の環境整備やそのための施設内訓
練、遺伝カウンセリング養成等、第3番目の家族のための生殖補助医療
は、患者との信頼関係構築を第一に診療体制が整備されている。

　令和 6（2024）年 4 月 17 日、『ヒト受精胚モデルの培養期間』に関する第 145 回生命倫理調査会の結論として、ヒト胚モデルの研究上の取り扱いはヒト胎児様構造体に近づく可能性があり、倫理的課題も含め今後グローバルでの議論が進む可能性の高い事を明らかにした。我が国も『国際的枠組み』に積極的に貢献する方向がある事を打ち出した。ヒト受精胚モデルの培養期間【14 日ルール】の転換が起きようとしている事を注視したい。

Column　2024 年 4 月 18 日読売新聞朝刊（東京本社版）第 3 社会面

胚モデル「14 日超」容認　政府作業部会　人へ移植は認めず

胚モデル「14 日超」容認

政府作業部会 人へ移植は認めず

　政府の生命倫理専門調査会が設けた作業部会は 17 日、人の受精卵（胚）に似た「胚モデル」を作る研究について、一定の規制を設けた上で 14 日超の培養を容認すべきだとする報告書をとりまとめた。調査会で報告書をもとに改めて議論を進め、年内にも方向性を示す方針だ。

　胚モデルは、iPS細胞（人工多能性幹細胞）やES細胞（胚性幹細胞）などから受精卵の特徴の一部を再現した細胞の塊。卵子と精子による受精を経ずに作ることができ、不妊や先天性疾患の原因究明などに役

立つとみられるため、国内外で研究が急速に進んでいる。その一方で、技術が進歩すれば本物の人の受精卵に近づく可能性があり、政府は研究ルールのあり方を検討中だ。

　人の受精卵を使った研究では、培養期間を、臓器などの形成が本格化する前の「14 日以内」に制限する「14 日ルール」が採用されている。

　胚モデルは「当面は個体（人）が発生する機能を持つようなものではない」として、14 日ルールの適用は不要だとした。一方、人への移植することは認めず、培養は受精後 8 週に相当する段階を上限にすべきだとした。また、研究計画ごとに倫理審査することが望ましく、関係指針の改正の検討が必要だとした。

　座長の阿久津英憲・国立成育医療研究センター研究所再生医療研究センター長は「研究者は広く社会に説明する意識を持つことが重要だ」と述べた。

出典：https://www8.cao.go.jp/cstp/tyousakai/life/haihu145/siryo2.pdf

3. 家族の法理からみた非配偶者の人為的介入
― 「人工授精」における合理性と不合理性 ―

　昭和 31（1956）年、日本私法学会誌『私法』第 16 号において、日本最初の人工授精児誕生に関与した安藤画一は、論文「人工授精の実施状態」において、人工授精の定義【字義】から「人工」ということと「授精」を論じた。「人工」は別に問題なく、これは「自然」に対する言葉である。「受精」が非常に間違われるのであり、授精とは、まったく別個のものである。すなわち、授ける方の「授精」は、Artificial Insemination といって、これは日本語で「種つけ」という事であると説明した。（中略）大体人間の生殖の全過程は、結婚、性交、受精、受胎、妊娠、分娩、という経過をもって一人前の子どもが生まれるとして、人間生殖というものは、動物生殖とは違ったものであると論じた。また、配偶者間人工授精と非配偶者間人工授精（Donor Insemination）は、ドナーとは提供者のことで、供給者 Insemination、すなわちこの場合は、夫以外の人の精液を用いる人工授精で、国によっても違い、夫婦揃って「懇願の形」でなければ、実施しないとした。（中略）Donor Insemination によってできた子どもは、半養子（Semi Adoption）という言葉を使い、全然遺伝子的関係のない全養子と、それから半分（50%）は、母親の子である人工授精児と比較して、過った点はないと説明した。一方、民法学者の人見康子は、同年昭和 31（1956）年、論文「現行法より見た人工受精 ― 親子関係を中心に ― 」において、人工受精によって創設された親子関係が、現行法上、いかに取り扱われ、また現行法上その取り扱いにどのような難点が存在するかを中心に検討することを提示し、非配偶者人工授精（AID：Artificial Insemination by Donor）による子の法的地位において、ドナーの法的責任を考究した。人見は、本稿の結びにおいて、結婚した夫婦十組に一組の割合で子のない夫婦があること、女性の不妊に対しては、比較的寛容に夫の子を嫡出子とする道が残されているのに対し、男性の原因による不妊に対しては、妻は、

【資料】日本の体外受精の歩み

1961/6　東邦大学医学部の林基之教授（故人）が、ヒトの卵と精子の体外での受精に日本ではじめて成功。受精卵は64細胞まで分割したと発表。

・1969/2　イギリスのエドワーズとステプトーのチームが56の卵に体外受精を試み、18の卵で成功発表。

・1970/2　エドワーズとステプトーのチームが、体外受精の臨床への応用を開始すると宣言。

・1978/7/25　エドワーズとステプトーのチームにより世界初の体外受精児が誕生。

1978/7　厚生省は「不妊症治療が胎児にあたえる影響に関する研究班」（班長飯塚理八慶応義塾大学医学部教授）を発足。体外受精技術についてもはじめて本格的に研究をして、安全に実用化できるかどうかの評価を行う。

1979/9　京都大学農学部入谷明教授と同大学医学部西村敏雄教授（故人）は共同研究を行い、ヒトの卵と精子の体外での受精に成功。日本ではじめての体外受精の証拠写真を示す。

1982/2　体外受精の臨床への応用を目指して、慶応義塾大学の飯塚教授、京都大学の入谷教授、徳島大学医学部の森崇英教授らが研究会発足の動き（仮称「受精と着床」研究会、のちの日本受精着床学会）。

1982/6　日本受精着床学会設立のための準備委員会ができる。全国の大学から教授29名が参加。

1982/8　日本産科婦人科学会が「体外受精研究の基準」公表。

1982/11　慶応義塾大学と東京歯科大学のグループ、東北大学、徳島大学が体外受精を希望する患者を募る。

1982/11/15　慶応義塾大学の飯塚教授を初代会長に、日本受精着床学会が正式に発足。

1982/12　東北大学が体外受精の臨床への応用を開始。

1982/12/9　徳島大学で体外受精に関する倫理委員会が発足。

1983/1　東北大学が学内の倫理基準、「体外受精・胚移植に関する憲章」を制定。

　　2　慶応義塾大学と東京歯科大学のグループが、体外受精の臨床への応用を開始。

　3/13　体外受精による妊娠第一号の胎児の心拍が、東北大学で確認される。

　4/12　徳島大学の倫理委員会が条件付で体外受精の臨床への応用を承認。

　5/17　東北大学で体外受精による2人目の妊娠例が、確認される。1984年1月はじめに出産予定。

　　6　東海大学が体外受精の臨床への応用を開始。

　7/20　東北大学が、体外受精による3人目の妊娠例を確認したと発表。

　8/5　慶応義塾大学と東京歯科大学のグループで、体外受精による胎児の心拍が確認される。1984年3月初旬に出産予定。

　8/5　徳島大学で、体外受精による胎児の心拍が確認される。1984年3月末に出産予定。

　9/28　徳島大学で2人目の妊娠例が確認される。1984年5月中旬に出産予定。

　　10　日本産科婦人科学会が体外受精に関する「見解」をまとめる。

　10/14　東北大学で日本初の体外受精児が生まれる。

　10/30　東海大学で体外受精による2例の妊娠が確認される。両者とも1984年6月中旬に出産予定。

出典：『Newton』Vol4. No.2、日本の体外受精の歩み p.57、1984

自分の子を持つことを断念せざるを得ず、しかも単に不妊ということだけ
では、現行法上は諸外国に徹しても離婚自由となり難いであろう。不妊の
夫婦が、一夫一婦制という枠の中で、子を持とうという熱望から生まれた
のが人工授精であり、無から有を生ずる所に根本的な不合理が潜んでいる
訳でもある。しかし否定すれば、非嫡出子である子と非嫡出子を持つ妻の
みが、その非難を一身に浴びる結果となり、婚姻外の関係から生まれる子
やその母以上の法上の冷遇に甘んじねばならぬことは、考慮されるべきで
あろう。アメリカの独身女性における人工授精のように、子を充分育て得
る環境にあれば、そこには既に父性の概念を要求する基礎そのものが失わ
れているであろうけれども、と論じている。

4. 非配偶者間生殖補助医療に対する倫理問題

　新しい生命の誕生は、第3番目の家族を持つ事であり、ヒト生殖の尊厳
である。

　刑法学者中谷瑾子は、体外受精については、医療側からも指摘されて
いるとして、倫理的・法的問題点を以下7点、1. 代理母（サロゲートマ
ザー・ホストマザー）、2. 減数手術の可否、3. 男女産み分けの是非、4.
ロングフル・ライフ（バース）と生命倫理、5. いわゆるデザイナーベビー、
6. 死者と中絶胎児をドナーとする事の是非、7. 着床前診断と遺伝子治療
とした。

　非配偶者間生殖補助医療に対する基本原則として、厚生労働省・先端
医療技術評価部会生殖補助医療に関する専門委員会（中谷瑾子委員長・平
成12（2000）年12月において、1. 生まれてくる子の福祉を優先する、2.
人を専ら生殖の手段として扱ってはならない、3. 安全性に十分配慮する、
4. 優勢思想を排除する、5. 商業主義を排除する、6. 人間の尊厳を守る
とした。以下、医療側の討議を踏まえた用語の定義、およびその是非の重
要性を述べた。

■代理懐胎に関する見解（日本産科婦人科学会／平成 15 年 4 月）
代理懐胎（Surrogacy/surrogate conception）

代理懐胎 surrogate conception：借り腹（ホスト・マザー）
gestational surrogacy
代理母（サロゲイト・マザー）
genetic surrogacy

　借り腹という表現は、ヒト生殖の尊厳の観点から不適切であるので、受着学会の倫理委員会で討議された結果、邦語訳としては『代理出産』と呼ぶことが提唱された。『代理母』は、従来通り『代理母』との呼称を用いられた。

　二通りの代理懐胎を区別するため、**借り腹**を体外受精型代理母 IVF（In Vitro Fer-tilisation）surrogacy、**代理母**を人工授精型代理母 AID（Artificial Insemination by Donor）surrogacy と呼ぶ方法がある。受精方法で両者を区別するので、この方がわかりやすいが、AID は第三者の精子を妻の子宮に入れる方法と定義されているので、夫の精子を第三者の妻の子宮に入れる代理母とはニュアンスが異なる。手技に重点を置けば、より広い意味で用いることも可能であるが正確ではない。むしろ、体内受精型代理母との呼び方が実態を反映しており、一般の誤解や現場での混乱を避けるため、用語の統一が必要である。

（1）代理懐胎について
　代理懐胎として現在わが国で考えられる態様としては、子を望む不妊夫婦の受精卵を妻以外の女性の子宮に移植する場合（いわゆるホストマザー）と依頼者夫婦の夫の精子を妻以外の女性に人工授精する場合（いわゆるサロゲイトマザー）とがある。前者が後者に比べ社会的許容度が高いことを示す調査は存在するが、両者とも倫理的・法律的・社会的・医学的な多くの問題を孕む点で共通している。

（2） 代理懐胎の是非について

　代理懐胎の実施は認められない。対価の授受の有無を問わず、本会会員が代理懐胎を望む者のために生殖補助医療を実施したり、その実施に関与してはならない。また、代理懐胎の斡旋を行ってはならない。

　理由は以下の通りである。
① 　生まれてくる子の福祉を優先するべきである
② 　代理懐胎は身体的危険性・精神的負担を伴う
③ 　家族関係を複雑にする
④ 　代理懐胎契約は倫理的に社会全体が許容していると認められない

■代理懐胎に関する見解と提言（日本受精着床学会・倫理委員会／平成15年6月）

代理出産
1　非営利的な代理出産を、不妊治療法として認め、必要な法律上の整備をする
2　出生した子の法律上の母を出産した女性と規定する場合、代理出産で生まれた子の母は、依頼者夫婦の妻とすることを、特例として設ける

代理母
1　非営利的な代理母を、不妊治療法として認めるのは、現段階では妥当でない
2　ただし、法律で禁止すべきない

5.　非配偶者間生殖補助医療における出自を知る権利・匿名性・対価

　これまでに見てきたように、日本受精着床学会：倫理委員会；平成 16（2004）年 6 月より、匿名性、出自を知る権利、対価について、代理出産の実施や、精子・卵子・胚提供に係わる一切の金銭などの対価を供与する事、及び受領する事を禁止する。但し、個々の医療に係わる実費相当分及び医療費についてはこの限りではないとした。

　しかしながら、匿名性については、子の福祉の観点と子が親を知る（知りたくない）権利を尊重する角度等、個人の意思を尊重するとともに、個人情報の視点から各事例に応じ、慎重に検討を要する事が必要である。

　また、立場の相違、例えば医師の立場から、倫理的課題として、厚生労働省専門委員会の基本的考え方として、非配偶者間生殖補助医療における禁止の倫理根拠として、いずれも重要な原則ではあるが、人間の尊厳を除いて、例外なき鉄則といえるであろうか。特に、人を専ら生殖の手段として扱ってはならないという原則は堅持されなければならないが、実子を持ち得る唯一の手段が代理出産である不妊夫婦とって、禁止は、致命的ある。人間の尊厳に悖（もと）らない範囲での代理出産において、夫婦の自己決定権や子の福祉を両立させることのできる事例があるはずで、十分な事前審査で条件付き認可は成立すると考えられる見解を示している。

6.　生殖補助医療における—家族の原点—

　昭和 32（1957）年 11 月、福武正編者代表　講座社会学第 4 巻『家族・村落・都市』東京大学出版会は、第 1 章『家族』第 1 節「家族の歴史的発展」、第 2 節「家族の構造と機能」、第 3 節「家族と親族」、第 4 節「家族ノイデオロギー」、第 5 節「家族と社会」、第 6 節「家族生活の諸問題」と整理されるが、家族の起源やその各節における「問題の所在」は、現在の

家族の議論に対峙できるだろうか。

　特に、生殖補助医療における現在の家族の課題や社会的課題を議論する場合、まずは、家族の分類について定義する必要がある。昭和47（1972）年、書籍『家（「日本の家族」改題)』、有賀喜左衛門著に見る、家族の原点とは、産業と社会と文化といった角度から家族を捉え、日本の家族がどのような方向に変化したのかを追っているが、社会学における先行研究を整理することに加え、第3番目の家族を持つということは、「子ども」を持つこととすると、その意味では、それぞれの家族の定義は異なる。また、社会的課題として、生殖補助医療における家族を解釈する場合、目の前の現象を捉えることだけでなく、昭和・平成といった時間軸における出生の場所と出産割合、また結婚期間別第1子出産割合等、いわゆる晩婚化の動向に加え、女性の労働力の推移等、少子化の理由や根拠を考察する事が必要となる。

　母子衛生学の視点から、女性の労働力人口について、年齢階級別の女性労働力人口の比率の推移を概観すると、生殖年齢にある女性労働力人口比率は昭和、平成の時代と共に年々高くなっている（表1-2、図1-2参照)。また、出生の場所別、出生割合も昭和25年は95.4%が自宅その他での出産であったのが、国の政策に理由があるが、昭和45（1974）年には、病院43.3%・診療所42.1%・助産所10.6%、自宅その他3.9%と変化し、平成2年度には病院・診療所は98.8%、助産所1%・自宅0.1%となっている（図1-3、表1-3)。また、結婚期間別、第1子出生割合も総数100とする中で、1年未満、1年以上2年未満の割合が、昭和49年の80.5%から、令和3年には49.2%と推移している（表1-3)。

　これらの統計から見ても、生殖補助医療の社会的課題は単に個々人の価値観の課題というわけではなく、個人の幸福と家族の幸福といった点に目を向け、先の論文に見た「人間の生殖の全過程」が、結婚、性交、受精、受胎、妊娠、分娩という経過をもって一人前の子どもが生まれるとすること、また人間生殖は、動物生殖とは違ったものであることを様々な角度から広く考究する必要がある。

表 1-2　女性の労働力人口（15 歳以上）等の推移（昭和 35 年～令和 3 年）

Shift in the Population of Women Laborers（15 Years of Age and Older），1960-2021

区　分 Category		15 歳以上 人口（A） Population（A） （万人） (Unit: 10,000 people)	労働力 人口（B） Labor force（B） （万人） (Unit: 10,000 people)	非労働力 人口 Non-worker （万人） (Unit: 10,000 people)	15 歳以上人口 に占める家事専 業者の割合（%） Percentage (%) of Women 15 Years of Age and Older Who Specafza in Bousework	労働力率 （B）／（A）（%） Percentage of Labor Force	労働力人口の 女性構成比 （%） Women Constituents in the Labor Force Popuiation (%)
1960	昭和 35	3,370	1,838	1,526	29.8	54.5	40.7
1965	40	3,758	1,903	1,853	31.6	50.6	39.8
1970	45	4,060	2,024	2,032	33.8	49.9	39.3
1975	50	4,344	1,987	2,342	36.9	45.7	37.3
1980	55	4,591	2,185	2,391	34.0	47.6	38.7
1985	60	4,863	2,367	2,472	31.4	48.7	39.7
1990	平成 2	5,178	2,593	2,562	29.2	50.1	40.6
1995	7	5,402	2,701	2,698	30.3	50.0	40.5
2000	12	5,583	2,753	2,824	31.1	49.3	40.7
2005	17	5,684	2,750	2,929	29.6	48.4	41.4
2006	18	5,693	2,759	2,930	29.4	48.5	41.4
2007	19	5,701	2,763	2,935	29.1	48.5	41.4
2008	20	5,706	2,762	2,942	28.9	48.4	41.5
2009	21	5,709	2,771	2,936	28.2	48.5	41.9
2010	22	5,712	2,768	2,940	28.0	48.5	42.0
2011*	23	5,455	2,632	2,821	28.2	48.2	42.0
2012	24	5,742	2,766	2,976	27.8	48.2	42.2
2013	25	5,738	2,804	2,932	26.6	48.9	42.6
2014	26	5,736	2,824	2,908	25.9	49.2	42.9
2015	27	5,733	2,842	2,888	25.4	49.6	43.1
2016	28	5,732	2,883	2,846	24.8	50.3	43.4
2017	29	5,743	2,937	2,803	24.1	51.1	43.7
2018	30	5,739	3,014	2,721	22.8	52.5	44.1
2019	令和元	5,733	3,058	2,670	22.0	53.3	44.4
2020	2	5,726	3,044	2,677	21.7	53.2	44.3
2021	3	5,711	3,057	2,650	20.8	53.5	44.6

（注）「労働力調査　基本集計（平均年）」（総務省統計局）＊岩手県、宮城県及び福島県を除く。
SOURCE：Labor Force Survey Basic Tabulation（year average）by Statistics Bureau. Ministry of Internal
　　　　Affair and Communications.
NOTE：＊Not including Iwate, Miyagi and Fukushima.

図 1-2　年齢階級別、女性労働力人口比率の推移（昭和 45 年～令和 3 年）
Shift in the Percentages of Women in the Labor Force by Age, 1970-2021

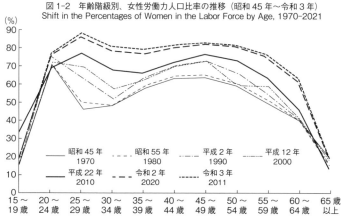

（注）「労働力調査　基本集計（年平均）」（総務省統計局）
SOURCE：Labor Force Survey Basic Tabulation（year average）by Statistics Bureau.
　　　　Ministry of Internal Affair and Communications.
出典：母子衛生の主たる統計 144 頁「第 103 表、女性の労働力人口等の推移（昭和 35 年～
　　　令和 3 年）」母子衛生研究所、2023 年 4 月

図 1-3　出生の場所別、出生割合（昭和 25 年〜令和 3 年）
Live Births and Percentages by Place of Birth, 1950-2021

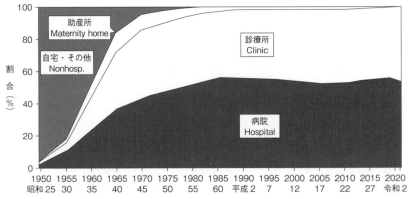

表 1-3　結婚期間別　第 1 子出生割合（昭和 49 年〜令和 3 年）

Percentage Distribution of First Live Births by Duration of Marriage, 1974-2021

年次　Year 期間　Duration	1974 昭和 49	1975 昭和 50	1980 昭和 55	1985 昭和 60	1990 平成 2	1995 平成 7	2000 平成 12	2005 平成 17	2010 平成 22	2015 平成 27	2020 令和 2	2021 令和 3
総　数 Total	100.0	100.0	100.0	100.0	100.0	100.0	100.0	100.0	100.0	100.0	100.0	100.0
1 年未満 Under 1 year	40.5	39.4	41.1	41.5	41.2	38.5	39.0	37.0	34.1	28.9	25.2	23.4
1 年以上 2 年未満 1 year and over, under 2 years	40.0	39.9	36.8	35.5	33.8	32.0	28.3	26.5	27.0	27.4	27.0	25.8
2 〜 3	10.7	11.2	10.8	11.6	12.2	14.0	13.9	14.1	14.9	16.8	19.1	20.1
3 〜 4	4.1	4.5	4.7	5.0	5.4	6.7	7.5	8.1	8.3	9.4	11.1	11.9
4 〜 5	1.9	2.1	2.5	2.4	2.8	3.5	4.4	5.0	5.0	5.9	6.7	7.1
5 〜 6	1.0	1.1	1.5	1.4	1.6	2.0	2.6	3.2	3.4	3.7	3.9	4.3
6 〜 7	0.6	0.6	0.9	0.8	1.0	1.2	1.6	2.0	2.2	2.4	2.4	2.4
7 〜 8	0.4	0.4	0.6	0.5	0.6	0.7	1.0	1.3	1.5	1.7	1.5	1.6
8 〜 9	0.3	0.3	0.4	0.4	0.4	0.5	0.6	0.9	1.1	1.1	1.0	1.0
9 〜 10	0.2	0.2	0.3	0.3	0.3	0.3	0.4	0.6	0.8	0.8	0.7	0.7
10 〜 15	0.4	0.4	0.4	0.6	0.6	0.6	0.7	1.1	1.5	1.6	1.3	1.3
15 〜 20	0.0	0.0	0.1	0.1	0.1	0.1	0.1	0.1	0.2	0.2	0.2	0.2
20 年以上 20 years and over	0.0	0.0	0.0	0.0	0.0	0.0	0.0	0.0	0.0	0.0	0.0	0.0
平均期間（年） Mean duration of marriage（year）	1.52	1.55	1.61	1.61	1.66	1.78	1.89	2.09	2.24	2.41	2.47	2.56

（注）1. 嫡出子のみ
　　　2. 結婚期間不詳を除いた割合である。
NOTES：1. Legitimate birtbs only
　　　　2. Percentage excludes figures where duration of marriage was not stated.
出典：母子衛生の主たる統計、48 頁「第 6 図、出生の場所別、出生割合・第 12 表、結婚期間別。
　　　第 1 子出生割合（昭和 25 年〜令和 3 年）」母子衛生研究所、2023 年

第1章
第1節【引用文献】

1. メアリー・ワーノック著／上見幸司訳『生命操作はどこまで許されるか』、「第11章 科学研究における諸問題　22」142頁、協同出版、1992年。MARY WARNOCK,

2. A Question of Life, THE WARNOCK REPORT on Human Fertilisation & Embryology with two new chapters by Mary Wornock, Basil Blackwell, p.66, 1985

3. Gesetzzum Schutzvon Embryonen Embryonenschutzgesetz-ESchG Bundesgesetzblatt, Jahrgang 1990, teil 1, Nr69-Tag der Ausgabe: Bonn, den19. Dezember 1990

第1節【参考文献】

1. 宮沢浩一「西ドイツ連邦憲法裁判所の堕胎罪規定違法判決について」『ジュリスト』No.587、pp.83-93、1975年5月

2. アルビン・エーザー／上田健二・和田和茂訳『先端科学と刑法』pp.165-184、成文堂、1990年6月

3. 堀内捷三「揺れ動くドイツの堕胎罪」『法学セミナー』No.464、pp.22-27、1993年8月

4. 川口浩一・葛生力三「ドイルにおける胚子保護法の成立について」『奈良法学雑誌』第4巻2号、pp.77-94、1991年1月

5. 河上倫逸・星野一正訳「人為的生殖医療技術をめぐる議論状況Ⅰドイツ編　胚子・胎児の保護に関する法律」〈草案〉Bundestag-Drucksachen 11/5300.Bonn 29.4.86-、『法律時報』第59巻第12号、1987年11月

6. Daniel Wikler & Jeremiah Barondess: Bioethics & Anti-Bioethics in Light of Nazi Medicine: What must We Remember? Kennedy Institute of Ethics Journal, Vol.3, No.1, pp.41-55, 1993年4月

7. 岩志和一郎訳／ティロ・ラム「生殖―それは自由権か―」『駿河台法学』第4巻第1号・通巻第5号、283頁、1990年10月

8. Benda-kommissuin, "In-vitro-Fertilisation, Genomanalyse und Gentherapie" in Gentechnologie, Bd.6, J.Schweitzer Verlag. Müchen. 1985.

9. Entscheidungen des Bundesverfassungsgerichts, Bd.47, Nr., 327, S., 369

10. Entscheidungen des Bundesverfassungsgerichts, Bd.39, Nr., 39, S., 37

第4節【引用文献】

1. 森崇英著『生殖の生命倫理学―科学と倫理の止揚を求めて―』代理懐胎、永井書店、p.67、表3-7　代理懐胎に関する見解（日本産科婦人科学会／平成15年4月）

2. 森崇英著『生殖の生命倫理学―科学と倫理の止揚を求めて―』D.代理懐胎、永井書店、p.67、表3-8代理懐胎に関する見解と提言（日本受精着床学会・倫理委員会／平成15年6月）

第5節【参考文献】

1. メアリー・ワーノック著／上見幸司訳『生命操作はどこまで許されるか』「第11章 科学研究における諸問題　22」142頁、協同出版、1992年。MERY WARNOCK, A Question of Life,

2. The WARNOCK REPORT on Human Fertilisation & Embryology with two new chapters by Mary Warnock, Oxford and New York, p.60, 1985

3. 日本の体外受精の歩み Newton 1984/February Vol.4 No.2 p.57

4. Capron, Alexander Morgan, Law, LL.B.. a Moral Basis for Concerted Action in a Pluralistic Society, Medicine & Health Care, 1984, pp.192-198

5. 中谷瑾子『21世紀につなぐ生命と法と倫理 — 生命の始期をめぐる諸問題 —』pp.245-251、有斐閣、1999年

6. 人見康子「現行法より見た人工受精 — 親子関係を中心に —」『私法』第16号、pp.18-pp.24・有斐閣、1956年

7. 森崇英著『生殖の生命倫理学 — 科学と倫理の止揚を求めて —』D. 代理懐胎、永井書店、pp.66-67、表3-7代理懐胎に関する見解（日本産科婦人科学会／平成15年4月）表3-8代理懐胎に関する見解と提言（日本受精着床学会・倫理委員会／平成15年6月）

第6節【参考文献】

1. 福武直編者代表『講座社会学』第4巻、「家族・村落・都市」東京大学出版会、1957年11月

2. 有賀喜左衛門著、日本歴史新書『家（「日本の家族」改題』至文堂、1972年

3. 母子衛生研究所、母子衛生の主たる統計、48頁「第6図、出生の場所別、出生割合・第12表、結婚期間別．第1子出生割合（昭和25年〜令和3年）」、144頁「第103表、女性の労働力人口等の推移、（昭和35年〜令和3年）」2023年4月

第2章
生命の終期をめぐる倫理的・法的・社会的課題

はじめに

　本章では、生命倫理学において議論される「生命の終期」をめぐる倫理的、法的、社会的課題について概観する。「終期」とは「ある事の終わる時期。末期。」（広辞苑）を意味する。また「生命の終期」とは、生命の終わる時期を指すため、「死」そのものや「死に向かうまでの時間」のことを表す。したがって、本章では、死や死にゆく過程において生じる様々な課題を扱う。

　本書の題名にある「生命倫理学」が学問として体系化される過程において、「死」あるいは「死にゆく過程」をめぐる大きな社会的関心を集めた事例があった。本章では、最初にその事例を紹介し、それを契機にして議論されるようになった「死」に関する様々な概念ならびに生命の終期における倫理的課題としての意思決定に関する取り組みについて概説する。

1.　カレン・クインランの事例[1]

　生命倫理に関しておそらく最も有名な事例の一つが、最初に紹介するカレン・クインランの事例である。これは、米国ニュージャージー州において「死ぬ権利」が争われた裁判事例である。

　1975 年 4 月 14 日の深夜に、カレン・アン・クインラン（当時 21 歳）は

原因不明の昏睡状態になり、呼吸停止状態のまま救急搬送された。病院では蘇生措置が行われ、人工呼吸器が装着された。カレンの友人によると、彼女は友人の誕生日パーティーで飲酒をしていた。また、検査ではカレンは精神安定剤を服用していたことが分かったが、薬剤量は治療の範囲内であった。彼女は当時ダイエットをしており、空腹の状態で服用した薬剤にアルコールが相乗的に作用したことが呼吸抑制を引き起こした可能性があると考えられた。その後5月になると、カレンは意識の回復見込みがない遷延性意識障害と診断された。カレンの家族は、彼女が二度と意識を取り戻すことはないということを受け入れるまでに数か月かかったが、結局カレンにはもはや回復の望みはないことを受け入れるようになった。

　カレンの両親は、同年9月に裁判所に対して、カレンの治療停止を求めて提訴した。カレンから人工呼吸器を取り外し、自然の状態に戻して、死なせてほしいと訴えたのである。ここで人工呼吸器の取り外し請求に用いられた根拠は、プライバシーの権利だった。人の死は、極めてプライベートなことであり、どのような死に方をするのかは個人の判断に委ねられるべき事柄である。つまり、個人の死に方の選択は、個人の権利である、という主張である。終末期の患者が効果の分からない生命維持治療を拒否して、死を選択することも、患者の権利として認められるべきというのである。このような主張のクインラン裁判は、「死ぬ権利」を求めた裁判として社会的に大きな注目を集めた。一審の州高等裁判所は、1975年11月にカレンの両親の訴えを退けた。その理由は、第一にプライバシーの権利とは、自分のことを自分で決める権利のことであるが、意識不明となったカレンの治療拒否の意思を証明する証拠はなかったことにある。また第二の理由は、専門家の見地からは、カレンは人工呼吸器を装着すれば長期間の生命維持が可能になるため、したがってカレンは、死が切迫した終末期の状態にはないというものによる。

　しかし1976年3月に行われた州最高裁における二審の判決では、カレンが希望すると推定される治療中止を実行に移す裁量権をカレンの家族に与えるという判決が下された。判決では、主治医が患者には意識を「回

復する合理的可能性がいっさいない」と判断し、患者の後見人と家族が生命維持装置の停止を決断し、病院倫理委員会などの助言機関が承認した場合、「現在の生命維持装置は取り外すことが許される」とされた。また、州最高裁は、生命維持の撤去を行った「いかなる関係者についても、刑事上、民事上の法的責任を問われるものではない」ことも明言した。こうして米国の裁判で初めて「死ぬ権利」が認められた。

　このクインラン裁判は日本においても報道され、わが国にも影響を与えた。例えば、クインラン裁判の州最高裁判決が出される2か月前の1976年1月には、日本安楽死協会（現公益財団法人日本尊厳死協会）が設立された。同協会初代理事長の太田典礼は、クインラン裁判の日本における報道は、同協会設立の弾みをつけたと語っている[2]。クインラン裁判における生命維持装置の中止によって死が引き起こされる問題は、日本においても「死ぬ権利」や「治療の拒否権」という新しい考え方を認識する機会になった。そして、このような問題は、「安楽死」や「尊厳死」といった用語で議論されるようになっていった。

2.　様々な「死」の概念

　次に人生の終期に関する様々な「死」の概念について整理することにする。

（1）　尊厳死

　「尊厳死」あるいは「尊厳ある死」とは、字義通りには「人間としての尊厳を保った死（death with dignity）」のことをいう。「尊厳（ある）死」は、目指すべき理想を表現した概念として用いられる。人間らしさを失わずに、人間らしさを保持して死に至ることを「尊厳（ある）死」という。しかし、何をすることが「尊厳」を保つことになるのか、何が「人間らしさ」なのかについては、個人によって答えが異なる問いであり、一律の回答を得ることは難しい。しかし、医療現場において、しばしば「尊厳（あ

る）死」が話題になるときは、回復の見込みが極めて厳しい終末期の状況にあり、かつ自ら意思表示できない患者が、チューブ等の様々な機材に繋がれ、生命が維持されている状況を想像するだろう。このような状況は、おそらく「尊厳（ある）死」の対極のイメージと考えられるだろう。つまり一般的には、単に生命維持を目的とする過剰な治療を控え、穏やかな最期を迎えるようにすることが「尊厳（ある）死」と考えられている[3]。

（2） 安楽死

「安楽死」は、先述した人間としての尊厳を保った状態で死を迎えようとする時に、もはや死ぬこと以外にはその人の尊厳を保てないと考えられる場合に行われる。例えば、疾患によって生じる様々な苦痛（この苦痛には、身体的苦痛に加え精神的苦痛等も含まれる）が非常に大きく、また今後もこの苦痛が継続する状況が想定される。このような苦痛の只中にある人に対して、意図的に死をもたらす行為を行うことを「安楽死」という。安楽死は様々に定義されるが、世界医師会『医の倫理マニュアル』では、「明らかに他者の生命を終わらせることを意図した行為を、それを承知のうえで意図的に行うこと」と定義している[4]。さらに患者の状態について付け加えると、安楽死は、「意思決定能力のある本人が、疾患等の理由で生きていること自体が苦痛であったり、生きていることに意味がないと考えたりしたときに、本人の自発的な依頼に基づき、医師等がその状態から本人を解放する目的で死に至ることを意図して死なせることやその死なせる行為」と定義される。

一般的に安楽死は、死に至らせる行為の様態の違いによって「積極的安楽死」と「消極的安楽死」の二つに分類される。「積極的安楽死」（active euthanasia）とは、医師などが患者に致死量の薬物を投与するなどの方法により、患者の命を直接的に終わらせることをいう。一方で「消極的安楽死」（passive euthanasia）とは、医師などが生命維持に必要な治療を差し控えること（withholding）や現在行っている生命維持に必要な治療を中止すること（withdrawing）により、患者の命を終わらせることをいう。現

在の英語圏の諸外国では、このような行為はもはや「消極的安楽死」という言葉を用いるよりも、生命維持治療を行わないこと、すなわち治療の差し控えまたは治療の中止と置き換えられて論じられることが多くなっている[5]。

（3）医師による自殺ほう助

　意思決定能力のある患者本人による自発的な依頼に基づき、医師がその本人が自分で内服するための薬物を提供することにより、その人の自殺を助けることを「医師による自殺幇助」（physician assisted suicide）という。死に至る行為に致死量の薬物が用いられる点では積極的安楽死と同じである。しかし「積極的安楽死」は、医師等が死を望む本人に対して致死薬を直接的に投与するのに対し、「医師による自殺幇助」は、医師が致死薬を処方して本人に渡しはするが、その致死薬を服用して死に至る行為を実行するのは死を希望する本人である。最終的に死に至る行為を実施したのは誰なのか、つまり誰が致死薬を投与・服用したのかの違いにより、「積極点安楽死」と「医師による自殺幇助」は区別される。

（4）「尊厳死」と「安楽死」の違い

　「尊厳死」と「安楽死」はどちらもある行為によって人を死に至らせることであるが、両者の違いはどう考えればよいのだろうか。両者の違いについて、生命倫理学者の小松美彦は、死に至る方法を選択する背景要因や動機に違いがあると述べる。例えば、患者が治療目的で様々なチューブにつながれており、日常生活の基本的営みである自力で食事を摂ったり、必要に応じて自らトイレに行くことができないのは、人の尊厳が奪われた状態と捉え、医療の続行を拒否して尊厳に満ちた死を選択するのが「尊厳死」である。尊厳死は、尊厳を目指す考え方に基づき行われる。一方で「安楽死」は、苦痛を取り除く方法が死を選択する以外にない状況で、苦痛に満ちた状態で生きるよりは安らかな死を選択するという動機に基づいて行われる。つまり、安楽死は、安楽を目指す考え方に基づいて行われ

る[6]。

　しかしこうした背景要因や動機によって両者を区別することは、厳密には難しい。同じく小松が指摘するように、死に至らせる背景要因や動機が尊厳に基づくものであれば、致死薬を用いた積極的手法による積極的安楽死や医師による自殺ほう助もまた尊厳死とみなされる可能性もある。実際のところ、アメリカで初めて医師による自殺ほう助を認めたオレゴン州の法律名は「オレゴン州尊厳死法（Oregon Death with Dignity Act）」（1997年施行）である[7]。

　わが国では、尊厳死について検討した日本学術会議・死と医療特別委員会報告の中で、尊厳死を「助かる見込みがない患者に延命治療を実施することを止め、人間としての尊厳を保ちつつ死を迎えさせること」と定義して、死に導く方法として延命（生命維持）治療の中止という消極的手法を想定している[8]。このように諸外国と日本では「尊厳死」の議論において、死に導く方法が異なっている点については注意が必要である。

3.　日本における「尊厳死」と「安楽死」をめぐる事件

　日本においては、終末期医療あるいは「尊厳死」「安楽死」「自殺ほう助」に関連する法規制はない（2024年1月現在）。しかし、日本国内においてもかつて積極的安楽死に該当する事件が生じてきた。表2-1は、日本における積極的安楽死事件をまとめたものである。最初の6件はいずれも被害者の近親者が被告人となった安楽死事件であり、残りの2件は医師が関与した安楽死事件である。

　この中から、安楽死要件等を示した、1962年名古屋高裁および1995年横浜地裁、そして2009年最高裁の事案を紹介する。

（1）　医師の関与しない積極的安楽死：山内事件

　1962年の名古屋高裁の事案（以下、山内事件）では、その判決の中で日本では初めて積極的安楽死の許容要件が示された。山内事件とは、脳溢血

表 2-1　日本における積極的安楽死事例

判決日	裁判所	概要	判決
1950 年 4 月 14 日	東京地裁	脳溢血で全身不随の状態であった母親から早く殺してくれと懇願され、青酸カリ溶液を飲ませて母親を死なせた。	嘱託殺人罪執行猶予付有罪判決
1962 年 12 月 22 日	名古屋高裁	脳溢血で全身不随の状態であった父親に、有機燐殺虫剤を混入させた牛乳を飲ませて死なせた。	嘱託殺人罪執行猶予付有罪判決
1975 年 10 月 1 日	鹿児島地裁	肺結核や自律神経失調症などを患い、全身の疼痛に苦しむ妻に懇願され、睡眠薬を飲み眠りについた妻を絞殺した。	嘱託殺人罪執行猶予付有罪判決
1975 年 10 月 29 日	神戸地裁	高血圧で倒れて半身不随となり、激しいけいれん発作を度々起こしていた母親を、就寝中に絞殺した。	殺人罪執行猶予付有罪判決
1977 年 11 月 30 日	大阪地裁	末期の胃がんで激痛を訴えていた妻から殺してくれと頼まれ、自殺を図った妻を刺殺した。	嘱託殺人罪執行猶予付有罪判決
1990 年 9 月 17 日	高知地裁	軟骨肉腫を患い痛みに苦しんでいた妻がカミソリ自殺を図り、殺してほしいと懇願され、妻の頸部をカミソリで切り、絞殺した。	嘱託殺人罪執行猶予付有罪判決
1995 年 3 月 28 日	横浜地裁	昏睡状態の多発性骨髄腫患者の治療停止を求めた家族の要望に応えた医師は、治療中止に続き、薬物投与して心停止させた。	殺人罪執行猶予付有罪判決
2009 年 12 月 7 日	最高裁	意識不明患者の担当医師が患者の気管内チューブを外し、その後薬物投与し患者を死なせた。	殺人罪執行猶予付有罪判決

（田中美穂、児玉聡『終の選択』（勁草書房；2017）p.149 より改変）

による全身不随で衰弱が著しく、激しい肉体的痛みに苦しむ患者の家族は医師から「おそらくはあと 7 日か、よくもって 10 日の命」と告げられた。患者から「早く死にたい」「殺してくれ」との声を聞いていた患者の 24 歳の息子（被告）は、父親である患者の声を切実な願いと捉え、自宅に配達された牛乳瓶に殺虫剤を混入させ、それを知らない患者の妻が患者に飲ませて死なせた事件である [9]。判決では、積極的安楽死の許容要件を以下のように示した。

表 2-2　名古屋高裁が示した積極的安楽死の許容要件

1.　病者が現代医学の知識と技術からみて不治の病に侵され、しかもその死が目前に迫っていること
2.　病者の苦痛が甚しく、何人も真にこれを見るに忍びない程度のものなること
3.　もっぱら病者の死苦の緩和の目的でなされたこと
4.　病者の意識がなお明瞭であって意思を表明できる場合には、本人の真摯な嘱託又は承諾のあること
5.　医師の手によることを本則とし、これにより得ない場合には医師により得ない首肯するに足る特別な事情があること
6.　その方法が倫理的にも妥当なものとして認容しうるものなること

　山内事件の判決では、医師によって行われたものではない点で要件 5 を満たしていないこと、ならびに、倫理的な方法ではない点で要件 6 を満たしていないために、被告人の患者の息子は有罪となった。

（2）　医師の関与による積極的安楽死 1：東海大学病院事件

　1995 年に横浜地裁は、日本国内で初めて医師による患者への積極的安楽死行為の刑事事件の判決を下した。この裁判では、1991 年に東海大学医学部付属病院で起きた事案（以下、東海大学病院事件）が審理された。

　多発性骨髄腫でこん睡状態にある 58 歳（当時）の男性患者の治療の停止を求めた患者の妻と息子の要望に対し、担当医は、最初に栄養剤点滴とフォーリーカテーテルを外し、エアウェイ（気道確保や前根沈下予防に用いられる医療器具）の除去などを行った。引き続き、いびきをかくような

深い呼吸を抑制するために、鎮静剤と抗精神病薬を投与したが、患者の苦しそうな呼吸の改善は見られなかったため、その医師は家族の要請で、一過性心停止の副作用のある不整脈治療剤と筋弛緩剤（塩化カリウム）を注射した。その結果、患者は心停止を起こして死亡した[10]。

　患者を死なせた担当医の行為を時系列に並べると、①生命維持治療の中止：栄養剤点滴の中止とフォーリーカテーテルの取り外し（消極的安楽死行為）、②死期を早める可能性はあるが、いびきや深い呼吸を除去・緩和する行為、③薬剤（不整脈治療剤と筋弛緩剤）の投与（積極的安楽死行為）となる。この事件で医師の罪が問われた③に該当する積極的安楽死について、横浜地裁が示した許容要件は、以下の通りである。

表2-3　横浜地裁が示した積極的安楽死の許容要件

1. 耐え難い激しい肉体的苦痛が存在する
2. 死が避けられず、かつ、死期が迫っている
3. 肉体的苦痛の除去・緩和方法を尽くし代替手段がない
4. 生命の短縮を承諾する明示の意思表示がある

　要件1～3は患者の状態について、要件4は生命の短縮に直接的に働く行為に対する患者本人の意思表示があることを要件に示した。

　名古屋高裁が山内事件の判決で示した積極的安楽死の許容要件として示した1～6に対して、横浜地裁は、以下の点について変更を求めた。

　第一は、名古屋高裁要件5の「医師の手によることを本則とする」という点は、苦痛除去・緩和のための医療上の代替手段が他にない、という要件に変更すべきとした（横浜地裁要件3）。第二は、終末期医療において医師による積極的安楽死が許容される要点を考える場合に、名古屋高裁要件3の「死苦の緩和の目的」で行われること、および同要件6の「倫理的にも妥当」であることは、「もっぱら苦痛除去の目的で、外見的にも治療行為の形態で行われ、方法も、例えば苦痛の少ないといった、目的に相応しい方法が選択されるのが当然」として、要件として含める必要はないとした。第三は、患者の意思表示について、この選択は、生命の短縮に直結す

るため、行為する時点で患者の明示的な意思表示が必要であり、家族の意思表示から推定される患者の推定的意思などは承認できないとした。このことは、名古屋高裁要件4の「病者の意識がなお明瞭であって意思を表明できる場合には、本人の真摯な嘱託又は承諾のあること」を厳密にしたものとなった[11]。

東海大学病院事件では、横浜地裁が示した積極的安楽死の許容要件に照らした場合、要件2以外は許容できないと判断された。横浜地裁は、患者の余命は数日で死が差し迫っており、もはや回復は認められない状況であるとして、要件2は満たされるとした。しかし要件1の激しい肉体的苦痛の存在については、医師が筋弛緩剤の塩化カリウムなどを投与した時点で、医師が緩和を試みたいびきや深い呼吸は耐えがたい苦痛ではなく、またその時点で患者の意識は失われていたため、患者の痛みに対する反応はなく、そのため耐え難い肉体的苦痛もなかった。従ってこの事例では要件1を満たさない。

要件3については、肉体的苦痛がないため、それを除去する手段あるいは代替手段がないことには当てはまらない。さらに要件4については、患者本人の明確な意思表示はなかった。その結果、本事案の医師が行った積極的安楽死行為は法的には認められないと結論づけられ、被告である担当医師は有罪となった。

なお、本裁判では、罪が問われていない治療の中止行為（消極的安楽死

表2-4　横浜地裁が示した消極的安楽死の許容要件

1. 患者が治療不可能な病気に冒され、回復の見込みがなく死が避けられない末期状態にあること
2. 治療行為の中止を求める患者の意思表示が存在し、それが治療中止を行う時点で存在すること
3. 治療行為の中止対象となる措置は、薬物投与、化学療法、人工透析、人工呼吸器、輸血、栄養・水分補給など、疾病を治療するための治療措置及び対症療法である治療措置、さらには生命維持のための治療措置などすべてが含まれること

行為）が一般的に許容される要件も表2-4のように示された。

（3）　医師の関与による積極的安楽死２：川崎協同病院事件

　2009年に最高裁は控訴審（東京高裁）の判断を支持する決定をした。この決定は、1998年に川崎協同病院で生じた事案である（以下、川崎協同病院事件）。

　1998年に川崎公害病の認定を受けていた58歳（当時）の男性患者が、気管支喘息の重責発作を起こし、低酸素症の脳障害による意識不明になった。15年来この患者を担当する医師は、患者家族からの要請によって、患者の気道を確保していた気管内チューブを外した。患者は身体をのけぞらせ、苦しそうな呼吸を始めたため、鎮静剤を投与した。しかし患者の苦しそうな呼吸を鎮められなかったため、医師は准看護師に指示し、筋弛緩剤を静脈注射させた結果、患者は死亡した[12]。

　川崎協同病院事件は東海大学病院事件と同様、一連の行為の経過を見ると、生命維持治療の中止（消極的安楽死行為）とそれに続く積極的安楽死行為が含まれる点で共通している。しかし二つの裁判の違いは、東海大学病院事件が医師の積極的安楽死のみを起訴の対象にしたのに対して、川崎協同病院事件は積極的安楽死とその前に行われた治療中止の両方が起訴の対象となった点である。川崎協同病院事件は治療中止の判断が適法であったのかが争点となり、最高裁まで争われたため大きく報道され、社会問題にもなった。

　最高裁は、気管内チューブを外すまでに、患者本人の余命を判断するために必要とされる脳波などの検査が行われておらず、発症から2週間の時点で回復する可能性や余命について的確な判断を行う状況ではなかったと認められると判断した。また抜管は被害者である患者の回復を諦めた家族からの要請に基づいて行われたものであるが、家族に患者の病状について適切な情報を伝えられた上での要請ではないこと、および患者の推定意思による要請でもないとして、法的には許容できないと結論した[13]。抜管行為および筋弛緩剤投与の二つの行為は殺人行為であるとした東京高裁の

原判断を支持し、被告である医師の上告を棄却した。なお最高裁は、本事
案に関する判断は下したが、一般的な治療中止の許容要件等は示さなかっ
た。

4. 人生の終期に係る意思決定に関する取り組み

　前節で紹介したように、日本では終末期医療における死を引き起こす医
療行為の適法性をめぐる裁判が行われ、医師が有罪となることもあった。
それらの裁判では積極的安楽死や治療中止（消極的安楽死）の許容要件が
提示された。これらの裁判以外にも、表2-5に示すように、医師による薬
剤の投与や人工呼吸器などの生命維持装置を取り外したことで、患者を死
に至らせた事案に対して、警察が介入するという事件が繰り返された。

表2-5　医師による「安楽死」報道例

報道年月	医療機関	医療行為	刑事手続き
1996年6月	国保京北病院（京都）	筋弛緩剤を点滴	書類送検、不起訴
2003年8月	関西電力病院（大阪）	塩化カリウムを点滴	書類送検、不起訴
2004年5月	道立羽幌病院（北海道）	人工呼吸器の取り外し	書類送検、不起訴
2006年3月	射水市民病院（富山）	人工呼吸器の取り外し（7人）	書類送検（2人）、不起訴
2007年5月	和歌山県立医大紀北分院	人工呼吸器の取り外し	書類送検、不起訴

　このような状況に対して、例えば川崎協同病院事件の控訴審における東
京高裁判決（2007年）[14] では、社会的な合意形成を背景とした法の制定や
ガイドライン策定による規制の必要性について言及した。しかしわが国で
は、過去に終末期医療に関する法制定の動きはあったものの、今日まで法
律の制定はされていない。
　では、日本では終末期医療における死を引き起こす可能性のある生命維

持治療の差し控えや終了・中止については、どのように対応してきたのだろうか。日本では、1990 年代から様々な医療に関する専門職団体や関連学会によって終末期医療に関するガイドラインが策定されてきた。その中でも、表 2-5 にある 7 人の患者に対して死に至らせる行為をして社会的にも大きな関心を集めた富山県射水市民病院で起きた事件[15] を重く受け止めた厚生労働省は、国として初めて終末期医療に関する「終末期医療の決定プロセスに関するガイドライン」を策定した。

（1）厚生労働省ガイドライン

　2007 年に発表された厚生労働省ガイドライン（以下、本ガイドライン）では、積極的安楽死は対象とせず、また生命維持治療の中止や差し控えが容認される要件や具体的な手順は示されていない。しかし本ガイドラインでは、医療者は患者や家族に対して適切に情報提供と説明を行い、患者、家族、そして医療関係者間の話し合いによって意思決定が進められること、患者本人の意思に基づく本人の最善の利益の追求を基準とすること、終末期医療に関する決定は担当医師一人ではなく多職種チームで行うこと、という基本的な原則が示された。

　本ガイドラインは、その後「人生の最終段階の決定プロセスに関するガイドライン」（2015 年）と改称され、さらに「人生の最終段階における医療・ケアの決定プロセスに関するガイドライン」（2018 年）として再改訂された。厚生労働省はホームページの中で、ガイドラインの改訂背景について、高齢多死社会の進展に伴い、地域包括ケアの構築に対応する必要性と諸外国を中心に ACP（アドバンス・ケア・プランニング）の考え方を基盤とした研究・取り組みが普及してきていることについて以下のように説明している。

　「人生の最終段階における医療・ケアの決定プロセスに関するガイドライン」（2018 年）[16]

1　人生の最終段階における医療・ケアの在り方

　①　医師等の医療従事者から適切な情報の提供と説明がなされ、それに基づいて医療・ケアを受ける本人が多専門職種の医療・介護従事者から構成される医療・ケアチームと十分な話し合いを行い、本人による意思決定を基本としたうえで、人生の最終段階における医療・ケアを進めることが最も重要な原則である。

　　　また、本人の意思は変化しうるものであることを踏まえ、本人が自らの意思をその都度示し、伝えられるような支援が医療・ケアチームにより行われ、本人との話し合いが繰り返し行われることが重要である。

　　　さらに、本人が自らの意思を伝えられない状態になる可能性があることから、家族等の信頼できる者も含めて、本人との話し合いが繰り返し行われることが重要である。この話し合いに先立ち、本人は特定の家族等を自らの意思を推定する者として前もって定めておくことも重要である。

　②　人生の最終段階における医療・ケアについて、医療・ケア行為の開始・不開始、医療・ケア内容の変更、医療・ケア行為の中止等は、医療・ケアチームによって、医学的妥当性と適切性を基に慎重に判断すべきである。

　③　医療・ケアチームにより、可能な限り疼痛やその他の不快な症状を十分に緩和し、本人・家族等の精神的・社会的な援助も含めた総合的な医療・ケアを行うことが必要である。

　④　生命を短縮させる意図をもつ積極的安楽死は、本ガイドラインでは対象としない。

2　人生の最終段階における医療・ケアの方針の決定手続

　人生の最終段階における医療・ケアの方針決定は次によるものとする。

(1)　本人の意思の確認ができる場合

　①　方針の決定は、本人の状態に応じた専門的な医学的検討を経て、医師等の医療従事者から適切な情報の提供と説明がなされることが必要である。そのうえで、本人と医療・ケアチームとの合意形成に向けた十分な話し合いを踏まえた本人による意思決定を基本とし、多専門職種から構成される医療・ケアチームとして方針の決定を行う。

　②　時間の経過、心身の状態の変化、医学的評価の変更等に応じて本人の意思が変化しうるものであることから、医療・ケアチームにより、適切な情報の提供と説明がなされ、本人が自らの意思をその都度示し、伝えること

ができるような支援が行われることが必要である。この際、本人が自らの
意思を伝えられない状態になる可能性があることから、家族等も含めて話
し合いが繰り返し行われることも必要である。

③　このプロセスにおいて話し合った内容は、その都度、文書にまとめてお
くものとする。

(2) 本人の意思の確認ができない場合

本人の意思確認ができない場合には、次のような手順により、医療・ケア
チームの中で慎重な判断を行う必要がある。

①　家族等が本人の意思を推定できる場合には、その推定意思を尊重し、本
人にとっての最善の方針をとることを基本とする。

②　家族等が本人の意思を推定できない場合には、本人にとって何が最善で
あるかについて、本人に代わる者として家族等と十分に話し合い、本人に
とっての最善の方針をとることを基本とする。時間の経過、心身の状態の
変化、医学的評価の変更等に応じて、このプロセスを繰り返し行う。

③　家族等がいない場合及び家族等が判断を医療・ケアチームに委ねる場合
には、本人にとっての最善の方針をとることを基本とする。

④　このプロセスにおいて話し合った内容は、その都度、文書にまとめてお
くものとする。

(3) 複数の専門家からなる話し合いの場の設置

上記 (1) 及び (2) の場合において、方針の決定に際し、

・医療・ケアチームの中で心身の状態等により医療・ケアの内容の決定が困
難な場合

・本人と医療・ケアチームとの話し合いの中で、妥当で適切な医療・ケアの
内容についての合意が得られない場合

・家族等の中で意見がまとまらない場合や、医療・ケアチームとの話し合い
の中で、妥当で適切な医療・ケアの内容についての合意が得られない場合
等については、複数の専門家からなる話し合いの場を別途設置し、医療・
ケアチーム以外の者を加えて、方針等についての検討及び助言を行うこと
が必要である。

厚生労働省は、2018 年版ガイドラインの改訂ポイントを 5 つ示してい
る [17]。

改訂ポイントの第一は、病院における生命維持治療への対応を想定した

内容とともに、在宅医療・介護の現場で活用できるよう、名称に「ケア」を加え、医療・ケアチームに介護従事者が含まれることを明確化したこと、第二は、本人の意思は心身の状態に応じて変化しうるため、医療・ケアの方針や、どのような生き方を望むかなどを、日頃から繰り返し話し合うACPの取り組みを奨励したこと、第三は、本人が自らの意思を伝えられない状態になる前に、本人の意思を推定する家族等の信頼できる者を予め定めておくこと、第四は、今後の単身世帯の増加を見込み、信頼できる者の対象を家族から親しい友人等も含め拡大したこと、第五は、意思決定のプロセスにおいて繰り返し話し合った内容をその都度文書にまとめ、本人や家族等、そして医療・ケアチームで共有することとした。

2018年改訂ガイドラインでは、最終的な治療の決定を行うまでに、患者本人や近しい友人を含めた家族等と繰り返し話し合い、またそれを記録して、関係者間で情報共有するこという ACP に基づく医療ケアを推奨することが強調されている。つまり厚生労働省は、人生の最期の場面における医療ケアに関する意思決定という難しい課題に対して、ACP による取り組みを提案したのである。

（2）アドバンス・ケア・プランニング

それでは、わが国の終末期医療およびケアにおける実践的ガイドラインにおいて、中心的な役割として示されたアドバンス・ケア・プランニング（Advance Care Planning：ACP）について説明する。

1）定義

1990年代以降に国内外で ACP の研究や実践が進められてきた。ACP は様々に定義されてきたが、国際的には ACP に関する研究を分析した結果、ACP の定義に関するコンセンサスが得られている。その研究によれば、ACP とは、「個人の年齢や健康状態にかかわらず、すべての成人が自らの価値、人生のゴール、あるいは希望する将来の医療ケアについて理解し共有することを支援するプロセス」と定義される[18]。

日本においても ACP の定義がなされている。代表的なものを挙げると、

厚生労働省ガイドライン（2018）解説編は、「人生の最終段階の医療・ケアについて、本人が家族等や医療・ケアチームと事前に繰り返し話し合うプロセス」[19]、日本医師会（2018）は、「将来の変化に備え、将来の医療及びケアについて、患者を主体に、その家族や近しい人、医療・ケアチームが、繰り返し話し合いを行い、患者の意思決定を支援するプロセス」[20]、また日本老年医学会（2019）は、「将来の医療・ケアについて、本人を人として尊重した意思決定の実現を支援するプロセス」[21] と定義している。これら国内外の ACP の定義を踏まえると、ACP とは「将来の意思決定能力の低下に備えて、今後の治療・ケア・生活について、本人・家族など大切な人そして医療者が話し合うプロセス」ということになるだろう。

2）　構成要素と倫理的意義

　前項で見てきた ACP の定義に共通する要素は、「患者本人が主体となること」「家族等の信頼できる人や医療・ケアチームと一緒に、将来の治療やケアについて話し合いを行うこと」「繰り返し行われるプロセスであること」にまとめられる [22]。ここでは、ACP に共通する要素を ACP の構成要素として説明し、その倫理的意義について説明する。

①　患者本人の主体性

　第一は、患者本人が自分の最期をどのように迎えたいのかについて、主体的に考えることである。ACP において本人が主体的に関わるためには、自分自身の価値観や人生観を考えることが必要になる。ACP では、患者が自分の意思を表明できなくなる前に、本人の意向を確認することが行われる。意識の回復が見込めなくなったときに、本人はどうしたいと考えるだろうか。最期まで諦めずに積極的な治療をしたいと思う人もいれば、無理な治療をせずに、自然に任せたいと考える人もいるだろう。そのため、医療やケアに関する具体的な選択には、その人が大切にしている価値観や人生観が大きく関わってくる。その人の価値観に合わない選択は、本人の満足や納得を得られず、本人のクオリティ・オブ・ライフ（Quality of Life: QOL、人生・生命・生活の質）を低下させる可能性がある [23]。

　人生の最期に関する治療選択は、患者本人の人生を最期までその人らし

く生きるための選択になる。私たちの人生は大小様々な選択の蓄積によって作られている。その選択のうちの一つが自分の最期をどう迎えるかに係る判断だろう。私たちは自分の人生に対して自分で納得して選択をするときに、選択の結果がどのようになろうとも、自分の責任において選択をしたのであるから、その結果を引き受けることができるのではないだろうか。そのような自ら行う選択（自己決定）の積み重ねによって、自分らしい人生を形成することになると思われる。ACP における自分の最期に係る治療選択等の選択においても、その本人の価値観（意向）に基づいた治療ケアの選択をすることが、本人らしい人生を生きることになる。医療者等にとっては、患者本人が自分の人生に主体的に関わるように、言い換えると患者本人が自分の人生に関する選択に対して自律的に意思を表明したり、意思決定できるように関わることが、患者本人の尊厳を尊重することにつながる。

② 家族等や医療ケアチームを含めた話し合い

　第二は、患者本人だけでなく、家族等の親しい人や医療ケアチームと一緒に話し合うことである。話し合いの内容は、現在の病状、今後の見通し、生命維持治療を受けるか否かを含めた医療に関する事項に加えて、①でも述べたように、本人の価値観、今後の生活に関する懸念や希望などの幅広い事項が含まれる。こうした話し合いをすることにより、患者本人や家族は、医療ケアチームから医療や介護等の知識や情報を得ることができる。また家族や医療ケアチームは、患者本人の判断能力が低下した後も、患者の価値観や希望に沿った医療ケアを検討することが可能になると考えられている。

　ACP の話し合いに患者本人が信頼する家族等が含まれることの倫理的意義は、患者本人の判断能力が低下し、自分の意思を表明できなくなったときに、代理人として、患者の意思を代弁することである。患者の意思を代弁するときには、その代理する患者本人の立場になってその意思を推定できるかが問われる。患者本人の意思を適切に推定して代弁するためには、ACP の話し合いに適宜参加し、患者の意思を理解する必要がある。代理人

として ACP の話し合いに参加し、患者のことをより深く理解すれば、その代理人は、本人の代理人としての道徳的権威が高められる[24]。

③　繰り返し行うプロセス

第三は、ACP の話し合いの内容は、患者本人の心身状態の変化とともに、本人の周囲の状況も時間の経過とともに変化するため、繰り返し見直す必要があることである。例えば、治療を開始したときには、積極的治療はしないと決めていた患者であっても、病状が悪化し、気持ちに揺らぎが生じ、積極的治療を希望するということもあるだろう。また介護を担ってきた家族の病気や仕事などの事情によって、介護ができなくなるという周囲の環境に変化があれば、本人の選択に影響を与え、意思の変化が迫られることもありうる。そのため、ACP は一度だけ行い、その時に最期に関する選択を決定したため、それで終わりというものではなく、時間が経過するなかで意思の変化が生じることを想定し、様々な場面で繰り返し行われることが推奨されている[25]。

話し合いを繰り返し行うことの最大の倫理的意義は、状況に合わせ患者本人の意思の変化があるか否かを確認して、変化がある場合には、患者の意思を更新し、その更新された本人の意思を尊重することにある。また、その患者本人の最新の意思に基づき医療ケアを提供することは、患者本人の意思に基づいた医療ケアを提供することになり、これにより、患者に最善の利益を与えることになると考えられている。

3）ACP とアドバンス・ディレクティブ（事前指示〈書〉）

患者本人が意思表示できなくなる場合に備え、将来の治療やケアに関する希望をあらかじめ表明するものとしては、アドバンス・ディレクティブ（Advance Directive：AD、事前指示〈書〉）がある。AD と ACP は、将来に備えた意思表示を行う点において類似している。しかし ACP と AD は決して同じものではないことに注意が必要である。ACP は、本人の価値観や将来の治療やケアに関する意向について、家族等の親しい人と医療者等と考えたり話したり、意思を共有したりしながら、意思決定を行うプロセスである。その一方で AD は、意思判断能力が低下したり喪失する場合

に備えて、どこまで治療を行うかという医学的な選択を、文書や口頭で示すことをいう。つまり、AD は ACP で行われる話し合いのプロセスの一部と位置づけられる。

AD には、主に二つの型があり、一つは「内容的指示」であり、もう一つは「代理人指示」である。第一の「内容的指示」とは、治療やケアについて具体的な内容を示すものをいう。内容的指示を示した文書は、「リビング・ウィル」や「事前指示書」と呼ばれる。日本においては、日本尊厳死協会の「リビング・ウィル（人生の最終段階における事前指示書）」や「私の希望表明書」[26] がある。また各自治体や都道府県医師会等が独自に作成しているものがある。これらの文書に共通する内容としては、心肺蘇生や人工呼吸器の装着、胃ろうによる栄養補給などの治療、緩和ケア等の苦痛への対応の必要性、最期を迎える場所、代理意思決定者、などが含まれる。

内容的指示の一つとして、医療現場では DNAR（No Not Attempt Resuscitate）が行われている。DNAR は患者が心肺停止などの危機的状況になったときに、心肺蘇生などの措置を行わない本人の意向を示したものをいう。DNAR 指示は、患者の病状が不可逆的であり、蘇生の可能性がほとんどなく、医療チームで心肺蘇生を試みないことが適切であると合意していることが前提とされる。ここでの心肺蘇生とは、心臓マッサージ、気管内挿管、人工呼吸器装着、除細動、昇圧剤の使用を指す。DNAR の注意点としては、DNAR は心肺蘇生の拒否に関する意向を指示したものであり、それ以外の、生命維持治療（抗菌薬や輸血の使用、透析等）や、疼痛緩和に関する治療やケアを制限しないことである[27]。

第二の AD の型は「代理人指示」である。代理人指示とは、本人が意思判断能力を失ったときに備えて、代理意思決定者をあらかじめ指名し、意思決定を委任するというものである。代理人は、本人の意思を推定することが役割になるため、事前に患者本人の価値観や意向について十分に話し合いがなされ、お互いに情報共有することが重要になる。話し合いが十分でないと、意思決定を行う場面で代理人が悩むことになり、代理人の意思

が本人の意思に優先されることにもなる[28]。また代理人は、本人の利益を代弁する役割にあるが、代理人と本人との利害が衝突する場合も考えられる。その場合、代理人の利害が前面に出る可能性もあり、本人の意思が代理人の意思にすり替わるという危険性もある点には注意が必要である[29]。

おわりにかえて ― ACP の課題 ―

「生命の終期」をめぐる倫理的、法的、社会的課題について、特にクインランの事例で見たように、人生の最終段階における治療ケアに関する意向が分からない患者に対して、どのように対応するかを中心に論じてきた。現在では、人生の最終段階における意思表示ができない状態となったときに備えて、本人の価値観を含めた話し合いを通して本人の意向に沿った治療やケアを提供されるように支援する ACP の取り組みが進められている。ACP は患者の意向を丁寧に確認し、その意向を反映した人生の最期に係る治療やケアを実現するため、本人の意向を尊重する自律尊重の原則や、患者の最善の利益を追求する善行原則にもかなう倫理的な手続きと言えるだろう。

　しかし ACP は本人の意思決定プロセスにおいて、家族などの代理人や医療者等の患者本人を取り巻く関係者が大きく関わるため、患者本人が関係者の意向に大きく影響される可能性がある。一般的に自分の意思より周囲との調和を重んじる傾向の強い文化的背景のある日本人にとって、本人の意向を表すときに、家族等の周囲に対する配慮が強くなり、本人の本当の意思を表出することをためらう可能性もあるかもしれない。周囲への配慮が優先され、本人の真の意思が表出されないとしたら、ACP の真の目的ではないプロセスとなってしまう。こうした課題について今後も検討が必要である。

注

1)　本事例は以下を参照。グレゴリー・E・ペンス『医療倫理 ― よりよい決定のための事例分析 1』宮坂道夫・長岡成夫訳（みすず書房、2000）pp.41-54、香川知晶『死ぬ権利 ― カレン・クインラン事件と生命倫理の転回』（勁草書房、2006）pp.4-215、香川知晶『命は誰のものか 増補改訂版』（ディスカヴァー・トゥエンティワン、2021）pp.189-199。

2)　太田典礼は 1977 年 5 月 20 日付「読売新聞」（九州版）に語ったという。以下を参照。田中美穂、児玉聡『終の選択 ― 終末期医療を考える』（勁草書房、2017）p. 注 55。

3)　清水哲郎『医療現場に臨む哲学』（勁草書房、1997）p.165。

4)　世界医師会『世界医師会 医の倫理マニュアル』原著第 3 版（日本医師会；2016）p.46。

5)　水野俊誠、前田正一「終末期医療」赤林朗編『入門・医療倫理 I』（勁草書房、2005）pp.250-251。

6)　小松美彦『生権力の歴史 ― 脳死・尊厳死・人間の尊厳をめぐって』（青土社；2012）p.27。

7)　同上、p.28。

8)　日本学術会議・死と医療特別委員会「死と医療特別委員会報告：尊厳死について」『蘇生』13（1993）：pp.160-164。

9)　名古屋高等裁判所 昭和 37 年 12 月 22 日判決、判例時報、324：11、裁判所 https:// www.courts.go.jp/app/hanrei_jp/detail3?id=23053（2023.11.23 閲覧）

10)　横浜地裁平成 7 年 3 月 28 日判決、判例時報、1530：28. https://square.umin.ac.jp/endoflife/shiryo/pdf/shiryo03/04/312.pdf（2023.11.23 閲覧）

11)　田中美穂、児玉聡『終の選択 ― 終末期医療を考える』（勁草書房、2017）pp.154-155。

12)　最高裁判所第三小法廷 平成 21 年 12 月 7 日判決、判例タイムズ、1316：147、裁判所 https://www.courts.go.jp/app/hanrei_jp/detail2?id=38241（2023.11.23 閲覧）

13)　同上。

14)　東京高等裁判所判決　平 17（う）1419 号、2007 年 2 月 28 日

15)　本事件の詳細については、以下を参照。中島みち『「尊厳死」に尊厳はあるか ― ある呼吸器外し事件から』（岩波書店、2007）

16)　厚生労働省「人生の最終段階における医療の決定プロセスに関するガイドライン」https://www.mhlw.go.jp/file/04-Houdouhappyou-10802000-Iseikyoku-Shidouka//00001977（2023.12.11 閲覧）

17)　厚生労働省「人生の最終段階における医療の決定プロセスに関するガイドライン」の改訂について；http://www.mhlw.go.jp/stf/houdou/0000197665.html（2023.11.27 閲覧）

18)　Sudore, RL et al, "Defining Advance Care Planning for Adults: A Consensus

Definition from a Multidisciplinary Delphi Panel," *Journal of Pain Symptom Management* 53.5（2017）: 821-832.

19) 人生の最終段階における医療の普及・啓発の在り方に関する検討会「人生の最終段階における医療・ケアの決定プロセスに関するガイドライン解説編」https://www.mhlw.go.jp/file/04-Houdouhappyou-10802000-Iseikyoku-Shidouka/00001977022.pdf（2023.11.27 閲覧）

20) 日本医師会「終末期医療 アドバンス・ケア・プランニング（ACP）から考える」http://www.med.or.jp/dl-med/teireikaiken/20180307_31.pdf（2023.12.14 閲覧）

21) 日本老年医学会「ACP 推進に関する提言」https://www.jpn-geriat-soc.or.jp/proposal/acp.html（2023.12.14 閲覧）

22) 森雅之「国内外の ACP のエビデンスを読み解く」『看護管理』30.2（2020）: pp.117-127。

23) 角田ますみ『ここからスタート アドバンス・ケア・プランニング — ACP がみえてくる新しいアプローチと実践例』（へるす出版、2022）p.2。

24) Buchannan AE, Brock DW, "Deciding for Other Care Providers," *Journal of the American Journal of Medical Association* 284.19（2000）: 2476-82.

25) 片山陽子「アドバンス・ケア・プランニングの関連用語と概念定義」西川満則、長江弘子、横江由理子編『本人の意思を尊重する意思決定支援 — 事例で学ぶアドバンス・ケア・プランニング』（南山堂、2016）p.3。

26) 日本尊厳死協会「リビング・ウィルとは」https://songenshi-kyokai.or.jp/living-will（2024.1.23 閲覧）日本尊厳死協会では、「リビング・ウィル」を「延命措置を希望しない」ことを表明した包括的な事前指示書と位置づけ、さらに詳細な治療内容の希望を示した「私の希望表明書」も用意している。

27) 片山陽子「アドバンス・ケア・プランニングの関連用語と概念定義」西川満則、長江弘子、横江由理子編『本人の意思を尊重する意思決定支援 — 事例で学ぶアドバンス・ケア・プランニング』（南山堂、2016）pp.5-6。

28) 角田ますみ『ここからスタート アドバンス・ケア・プランニング — ACP がみえてくる新しいアプローチと実践例』（へるす出版、2022）p.5。

29) 板井孝壱郎「がん終末期を考えるうえで大切な「事前指示」の概念」『がん看護』20.1（2015）: pp.23-27。

第 3 章
がん治療における倫理的課題

はじめに

　数年前に「がんは万が一じゃなく二分の一」というテロップがTVのCMで流れていた。これはがんが日本人の2人に1人は生涯で1度はかかるという身近な病気であることを啓蒙し、がんの早期発見・早期治療のため、がん検診を受けることを促すものであった。読者の中にも、家族や親族、知人ががんで治療を受けていたり、治療を受けたりしたことがあるという方も多いと思われる。また、相応の年齢になれば、自身ががんに罹患する可能性も十分にある。がんは「対岸の火事」ではなく、「明日は我が身」である。この章では、がんとその治療について概説するとともに、がん治療の臨床研究、がん告知、がんサバイバーという倫理的課題を含む事項についても解説する。なお、がん治療においては緩和ケアを含めた終末期医療およびゲノム医療も倫理的に重要な課題であるが、これらは別の章で詳述されているため、本章では割愛させていただく。

1. がんについて

（1）がんの概要

　我々の体は細胞で出来ている。細胞は分裂して増殖するが、生体内では周囲の環境に合わせて増えすぎたり減りすぎたりしないように増殖のス

ピードが制御されている。この制御が外れて、周囲の環境に無関係に過剰に細胞が増殖（自律的増殖）して塊を形成したものが腫瘍（いわゆる"できもの"）と呼ばれる。がんは腫瘍の一種である。腫瘍は良性腫瘍と悪性腫瘍に分類され、広義のがんは悪性腫瘍全般を指す。悪性腫瘍は、腫瘍が自律的増殖に加えて、浸潤能（周囲の組織に染み出すように入り込んでいく能力）と転移能（血液やリンパの流れに乗って、遠く離れた臓器に移動し、そこで定着する能力）を備えたものである。狭義のがんは上皮細胞（体の表面や臓器の内腔を覆う細胞。皮膚や消化管の粘膜など）由来の悪性腫瘍であり、癌腫とも呼ばれる。胃がんや大腸がん、肺がんなどは癌腫である。悪性腫瘍の大部分を癌腫が占める。癌腫以外の悪性腫瘍には肉腫と血液のがんがある。肉腫は骨や筋肉、脂肪などの上皮以外の細胞が悪性腫瘍化したものであり、骨肉腫、平滑筋肉腫、脂肪肉腫などがある。血液のがんは血液を構成する細胞由来であるが、白血病のように腫瘍細胞が血管内で塊を作らず増殖するものもあれば、悪性リンパ腫のように血管外で塊を形成するものもある。がんは大部分が成人（特に高齢者）に発生するが、一部のがんには小児期に発生するものもある。

　がんは遺伝子異常の蓄積によって発生する。細胞は分裂して増えるが、その際に遺伝子も複製が作られる。細胞が分裂する速度は組織によって異なり、生体内では必要な時は分裂を促進し、不要な時は分裂を抑制するような制御が行われているが、これも遺伝子が司っている。細胞分裂において遺伝子に複製エラーが起きたり、紫外線や化学物質、炎症などの外的要因により遺伝子が影響を受けたりすることで遺伝子に変異をきたすことがある。このような要因により分裂を制御する遺伝子に異常（分裂を促進する遺伝子が活性化する異常／分裂を抑制する遺伝子が不活性化する異常）が起きると、細胞が無秩序に増殖する事態となる。増殖の速度が上がると、遺伝子の複製の頻度は増加し、遺伝子の複製エラーの頻度も上がり、遺伝子変異が蓄積しやすくなる。このようにして、細胞が増殖して肉眼や画像検査で検出される大きさまで成長し、浸潤能や転移能を司る遺伝子変異を獲得したものががんと呼ばれるのである。

　図 3-1 に胃や腸のような消化管を例にがんが発生してから広がっていく過程をシェーマに示す。胃や腸の組織は内腔側に粘膜（上皮）があり、細胞はきれいに配列している。その外に基底膜という薄い膜が存在し、その外に間質組織が存在する。間質組織の中には血管やリンパ管が存在している（A）。正常な上皮細胞の中に遺伝子に異常を有する細胞が発生し、増殖が亢進すると、細胞がどんどん増え、配列は乱れ細胞同士が重なり合うようになり腫瘍を形成する（B）。増えた細胞は基底膜を破壊して、間質組織に入り込んでいく。これが浸潤と呼ばれる現象である（C）。間質組織に浸潤した細胞はリンパ管や血管に入り込み、リンパ節や離れた臓器に到達し、そこで定着して増殖する。これが転移という現象（D）である。がん細胞がリンパ節に定着して増殖することをリンパ節転移、離れた臓器に定着して増殖することを遠隔転移という。

（2）　がんの疫学

　世界保健機関（World Health Organization：WHO）によると、2020 年には全世界で 1,000 万人近くががんで亡くなっており、これは死亡者の 6 人に 1 人ががんで亡くなっていることになる[1]。本邦の厚生労働省の人口動態調査では悪性腫瘍が全死因の 4 分の 1 を占め、死因のトップである。国立がん研究センターが運営するがん情報サービスの統計では、99 万 9,075 名が新たにがんと診断され（2019 年データ）、38 万 1,505 名ががんで亡くなっている（2021 年データ）[2]。日本人が一生のうちにがんと診断される確率は男性で 65.5%、女性で 51.2% と推計されており（2019 年データ）、まさに「がんは万が一じゃなく二分の一」である。がんは高齢者に多く、40 歳代から徐々に増え始め、80 歳代でピークを迎える。人口 10 万人あたりの全部位のがんの罹患数は 40－44 歳では 224 人であるが、85－89 歳では 2,577 人と 10 倍にまで上昇する（2019 年データ）。

　表 3-1 に部位別・男女別のがん罹患数・死亡数・5 年相対生存率を示す。男性で最も罹患数が多いのは前立腺がんであり、女性で最も罹患数が多いのは乳がんであるが、全体では大腸がんが最も多く、続いて肺がんとな

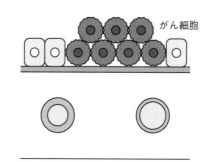

臓器の内腔

粘膜の細胞
（上皮細胞）

粘膜

基底膜

間質組織

血管　　リンパ管

腹腔内（臓器の外）

がん細胞

A　正常の消化管

粘膜の細胞が内腔側に基底膜に沿って配列している。間質組織内には血管やリンパ管が存在する

B　がん細胞の発生

粘膜の細胞の遺伝子に異常が蓄積し、増殖を続けると、細胞同士は重なり合い、腫瘍を形成する

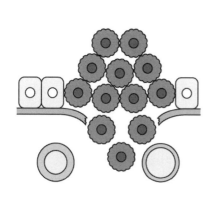

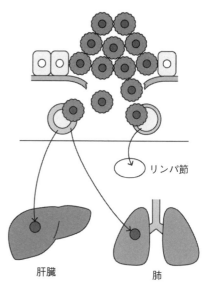

リンパ節

肝臓　　　　　　　肺

C　浸潤

増殖したがん細胞が基底膜を破り、間質側に出ていく

D　転移

間質組織に浸潤したがん細胞が、リンパ管に入ってリンパ節に転移したり、血管に入って肝臓や肺などの離れた臓器に転移したりする

図 3-1　がんが広がる過程

表3-1　本邦のがん統計における部位別男女別がん罹患数・死亡数・5年相対生存率（参考文献2）より引用・改変）

部　位	罹患数 （男）*	罹患数 （女）*	死亡数 （男）**	死亡数 （女）**	5年相対 生存率 （男）***	5年相対 生存率 （女）***
口腔・咽頭	16,463	7,208	5,634	2,367	60.7%	69.4%
食道	21,719	4,663	8,864	2,094	40.6%	45.9%
胃	85,325	38,994	27,196	14,428	67.5%	64.6%
大腸	87,872	67,753	28,080	24,338	71.7%	71.9%
肝臓	25,339	11,957	15,193	8,189	36.2%	35.1%
胆のう・胆管	11,964	10,195	9,615	8,557	26.8%	22.1%
膵臓	22,285	21,579	19,334	19,245	8.9%	8.1%
喉頭	4,688	423	711	853	81.8%	81.7%
肺	84,325	42,221	53,278	22,934	29.5%	46.8%
皮膚	12,815	12,432	865	853	94.4%	94.6%
乳房	670	97,142	105	14,803	−	92.3%
前立腺	94,748	−	13,217	−	99.1%	−
子宮	−	29,136	−	6,818	−	78.7%
卵巣	−	13,388	−	5,081	−	60.0%
膀胱	17,498	5,885	6,434	3,009	76.5%	63.0%
腎・尿路（膀胱を除く）	20,678	9,780	6,274	3,523	70.4%	64.8%
脳・中枢神経系	3,116	2,733	1,709	1,328	34.1%	37.4%
甲状腺	4,888	13,892	656	1,278	91.3%	95.8%
悪性リンパ腫	19,311	17,325	7,627	6,154	66.4%	68.6%
多発性骨髄腫	4,052	3,539	2,247	2,050	41.9%	43.6%
白血病	8,396	5,922	5,549	3,575	43.4%	44.9%

* 2019年のデータ
** 2021年のデータ
*** 2009年から2011年に診断された患者のデータ

る。死亡数は男性では肺がんが最も多く、女性では大腸がんが最も多く、全体では肺がんが最も多く、続いて大腸がんとなる。男性で罹患数が最も多い前立腺がんの死亡数は第6位で、女性で罹患数が最も多い乳がんの死亡数は第4位である。このようにがんも部位によって生死に影響する可能

性が異なってくる。この指標となるのが5年相対生存率である。これは、がんと診断された人の中で5年後に生存している人の割合を、年齢と性別を一致させたがんではない人の中で5年後に生存している人の割合で割ったもので、それぞれのがんが生死に与える影響の度合いを表している。これが低いほどがんで亡くなる可能性が高いと言える。前立腺がんや乳がんでは5年相対生存率は90%を超えているが、一方で膵臓がんは9%弱と他のがん腫と比べても極めて低い。

　がんの危険因子として、喫煙、飲酒、感染、肥満などが挙げられる。喫煙は肺がんをはじめ、鼻腔・副鼻腔がん、口腔・咽頭がん、食道がん、喉頭がん、胃がん、肝臓がん、膵臓がん、子宮頸がん、膀胱がんなど様々ながんの発生との科学的因果関係が証明されている。たばこの煙の中には多数の発がん物質が含まれ、これを吸引することで、気道や肺の細胞の遺伝子が傷害される。また、血液を介して全身の細胞に影響を与える。さらには、喫煙者だけでなく、周囲で煙を吸引する人も発がんのリスクが増す（受動喫煙）。飲酒はアルコールとその代謝産物であるアセトアルデヒドが遺伝子を傷害することで発がんに関与する。WHOは少なくとも7つのがん（口腔がん、咽頭がん、喉頭がん、食道がん、肝臓がん、（女性の）乳がん、大腸がん）は飲酒が原因であり、欧州だけで年に92,000名が飲酒が原因でがん死していると発表している[3]。また、発がんに関連する感染として、ヘリコバクターピロリ感染（胃がん）、ヒトパピローマウイルス感染（子宮頸がん）、B型肝炎ウイルス（肝臓がん）、C型肝炎ウイルス（肝臓がん）、エプスタインバーウイルス（悪性リンパ腫、鼻咽頭がん）、ヒトT細胞白血病ウイルスI型（成人T細胞性白血病）などがある。WHOの発表では2018年に全世界で診断されたがんの約13%はこれらの感染によるものであった[1]。肥満は食道がん、膵臓がん、肝臓がん、大腸がん、乳がん、子宮体がん、腎がんなどの発生リスクを上げると報告されており、脂肪組織から産生されるエストロゲンというホルモンが乳がんや子宮体がんのリスクを上げるとされている。また、肥満者ではインスリンというホルモンへの反応が鈍くなるインスリン抵抗性という現象が起き、血中のイ

ンスリン濃度が上昇している。このインスリンは細胞の増殖を活性化させ、発がんに関与すると考えられている。また、肥満者は胃液が食道に逆流して起こる逆流性食道炎を発症しやすく、これは食道の腺がんのリスク因子である。

（3）　がんの症状

　がんの症状は、進行度や発生部位により大きく異なり、初期のうちは無症状である場合が多い。呈する症状も巻き込む臓器により多岐にわたる。がんが大きくなると周囲組織を圧迫したり、隣接する臓器や神経に浸潤したり、臓器の内腔をふさぐことで痛み等の症状を呈する。がんは腫瘍の表面がもろく、出血しやすいため、出血による症状がみられることもある。微熱や易疲労感、倦怠感など全身の症状を呈する場合もある。

　代表的ながんの症状としては、以下のようなものがある。乳がんは体表に近いため、自覚症状としては乳房のしこりが多い。また、皮膚のひきつれや乳頭から血の混じった分泌物が出ることもある。肺がんでは、咳や血痰、胸痛などがみられる。胃がんでは、胸やけやみぞおちの痛み、腫瘍から出た血液が胃酸と混じると黒くなるためタール便と呼ばれる真っ黒な便が出ることもある。大腸がんはがんが腸管の内腔を狭めることで便秘や腹痛などがみられる。また、便に血が混じることもある。胃がんや大腸がんからの出血は、慢性的に持続することで貧血を生じ、顔色不良や倦怠感や息切れなどの症状を呈することもある。膵臓がんでは、みぞおちや背中の痛みがみられたり、目や皮膚が黄色になる黄疸がみられたりする。

　がんがリンパ節や離れた臓器へ転移した場合は、転移した部位で症状を呈することもある。首や脇や足の付け根のリンパ節は体表から触れやすいが、この部位に転移があるとしこりとして触れる。肺に転移がみられると、咳や息切れを呈することがある。肝臓に転移して胆管を圧迫すると黄疸を呈することもある。脳に転移した場合は、頭痛や吐き気、麻痺などを生じることもある。骨に転移した場合は、強い痛みを生じる。

（4）　がんに対するイメージ

　がんは高齢者の疾患というイメージを一般に持たれるであろう。確かに、がんの罹患者数は 80 歳代でピークを迎え、65 歳以上の高齢者が大半を占めるが、0 歳から 15 歳の小児期に発症する小児がんもある。15 歳から 39 歳の小児から成人への移行期を Adolescent & Young Adult（AYA）世代と呼ばれ、この時期に発症するがんを AYA 世代がんと呼んでいる。本邦では年間約 2 万人が、小児がんもしくは AYA 世代がんに罹患している（がん全体の 2-3%）[2]。この書籍の読者の多くは AYA 世代に該当するのではないかと思われるが、がんは必ずしもまだまだ先のことではないことは、心に留めていただきたい。

　また、以前は「がんは不治の病」というイメージを持たれることが多かったが、2018 年に国立がん研究センターが行った「がんに対する意識調査」では「がんは不治の病である」という記述に対して「そう思わない」という回答が 4 分の 3 を占めていた[2]。

　ただ、2014 年に内閣府が行った「がん対策に関する世論調査」の中で、がんに対する印象を問われた質問で「がんをこわいと思う」という回答が 74.4% を占めた[4]。こわいと思う理由については、「がんで死に至る場合があるから」「がんそのものや治療により、痛みなどの症状が出る場合があるから」「がんの治療費が高額になる場合があるから」などが上位を占めた。すなわち、がんは多くの人々にとって、生命に危険を及ぼし、苦痛をもたらし、経済的にも負担になる可能性があるため、恐れられる存在なのである。

　がんは前述のように、発生する部位によって症状も異なってくる。また、生存率も部位によって大きく異なっている。すなわち、がんは単一の疾患というよりは、様々な疾患の総称であり、がんに対して抱くイメージについても各個人が経験したり、身近な患者からの話を聞くなどしたものがどの部位のがんかによっても、大きく異なってくる可能性がある。

2. がん治療

（1） がんの治療法

　従来、手術、薬物療法、放射線療法ががん治療の 3 本柱として行われてきた。最近、これに加えて免疫治療も行われるようになってきている。これらは単独で行われることもあるが、より高い治療効果を得るためこれらを組み合わせた集学的治療も行われる。以下に、それぞれの治療法について解説する。

1）　手術

　がんに対する手術ではがんが存在する臓器の一部あるいは全部を切除して取り除く。がんは周囲の組織に見えない細胞のレベルで浸潤していることがあるため、がんが肉眼で認められる部分より大きく臓器をとる必要がある（広範囲切除）。また、がんは周囲にあるリンパ節に転移することがあるため、転移している可能性の高いリンパ節も一緒に切除する（リンパ節郭清）。がんで臓器を切除した場合、臓器の連続性が失われ、機能を果たせなくなる場合がある。そのような場合は、臓器同士をつなぎなおす再建手術も同時に行われる。大腸がんで腸を一部切除した場合は、その前後の腸をつなぎなおして、口の方から流れてきた便が肛門の方に流れるようにする。肛門に近い部位の大腸（直腸）にがんが出来て、肛門もとらないといけない場合には、口側の腸を腹壁に出して人工肛門を作り、そこから便が出るようにする。

　胸腔内や腹腔内の臓器のがんに対しては、胸壁や腹壁を切開して直接手術する部位をみながら臓器を切除する開胸手術、開腹手術が以前から行われてきたが、1990 年代よりカメラで胸腔内や腹腔内を観察しながら、手術を行う胸腔鏡手術、腹腔鏡手術ががんに対しても行われるようになり、最近ではロボットを操作しながら手術を行うロボット支援下手術も行われるようになってきている。

　医療技術の発達により手術は概ね安全に行われるようになっている。

しかしながら、手術は身体に大きな侵襲を加えるものであり、手術後に予想される経過と異なる不具合が発生することがあり、これらは合併症と呼ばれる。合併症には、出血、肺炎、手術した部分に細菌が感染して腫れたり熱が出たりする手術部位感染、腸を切ってつなぐ手術の場合はつないだ部分がうまくつながらず消化液がもれる縫合不全などがみられることもある。合併症の程度によっては、生死に関わる場合もある。

　手術を行う際にはほとんどの場合、麻酔が用いられる。麻酔は局所麻酔と全身麻酔があり、局所麻酔は薬で手術する部分の痛みを抑える方法で、全身麻酔は薬で意識を低下させて眠った状態にして手術を行う。全身麻酔では気管内にチューブを入れて（気管内挿管）、人工呼吸器で呼吸を管理する場合が多い。麻酔なしで手術を行うことは痛みなどの多大な苦痛を伴い、また危険でもある。麻酔は手術を安全に行う上で必要不可欠なものであるが、一方で麻酔に伴う合併症もあり、麻酔のみでも生命に関わる事態になることもある。

2）薬物治療

　がんに対する薬物療法は、がん細胞に作用して細胞を殺したり増殖を抑えたりすることで、がんを小さくしたり、進行を抑えたりすることが目的である。薬は作用する機序によって、細胞障害性抗腫瘍薬、ホルモン治療薬、分子標的治療薬に分けられる。細胞障害性抗腫瘍薬はDNAの複製を阻害する働きや、細胞分裂に関わる細胞内の蛋白を阻害する働きを持っており、薬が取り込まれた細胞は分裂ができなったり、細胞死に陥ったりする。がん細胞は増殖が盛んであるため、これらの薬の作用を受けやすい。ホルモン治療薬は乳がんや前立腺がんなどホルモンの作用で増殖するタイプのがんに対して、ホルモンの産生や作用を阻害することで、抗腫瘍効果をもたらす。分子標的治療薬はがん細胞の増殖やがん細胞に栄養を送る血管の新生に関わるタンパクに作用して、抗腫瘍効果を示す。

　投与する方法には飲み薬と注射（点滴）がある。投与された薬は全身に行きわたるため、転移を伴うがんに対しても効果がある。一方で、正常な細胞にも作用することがあり、副作用として現れる場合がある。副作用

は、薬の作用によって様々であるが、細胞障害性抗腫瘍薬では細胞分裂の盛んな骨髄や消化管粘膜、毛根の細胞に対して作用し、骨髄抑制（白血球減少、貧血、血小板減少）や消化器症状（口内炎、食欲不振、嘔気、下痢など）、脱毛が起こることが多い。これ以外にも、それぞれの薬に特有の副作用もある。

3）放射線治療

放射線治療は電磁線（X線、γ線）や粒子線（陽子線、重粒子線）をがん病巣に照射して、がん細胞を殺傷することを目的とした治療である。放射線が細胞のDNAを傷害することで細胞死をもたらす。放射線を体の外から病巣に向けてあてる外部照射と体内に放射線を出す物質を入れる内部照射があり、内部照射には放射線を出す物質を小さな容器に入れて体内に埋め込む密封小線源療法と放射線を出す放射性同位元素を含む薬を飲み薬もしくは点滴で投与する非密封小線源治療がある。放射線治療の効果は照射した部位に限定され、手術と同様の局所治療であるが、重要な臓器が周囲に存在して切除が困難な場合や臓器の機能を保持したい場合に有用である。また、局所や全身に対する影響も手術や薬物療法に比べて小さいというメリットがあるが、副作用として皮膚の炎症、食欲不振、倦怠感、骨髄抑制、放射性肺臓炎、放射性腸炎などが起きることもある。場合によっては、治療後長期間経過してから放射線による2次発がんが起こる可能性も指摘されている。

4）免疫治療

免疫は体内に入ってきた異物を排除する機構で、血液中の白血球がその役割を司っている。免疫ががん細胞を排除する働きを高めるのががん免疫療法である。以前から免疫賦活剤（ピシバニール、クレスチンなど）、サイトカイン（インターフェロンなど）、がんワクチンなどが免疫治療に用いられてきたが、近年ではがんが白血球からの攻撃から逃れる仕組み（免疫チェックポイント）を阻害する免疫チェックポイント阻害剤が一部のがんに高い効果があることが報告され、本邦でも保険収載され臨床の現場で使われるようになってきている。2018年にノーベル医学生理学賞を受賞し

た本庶佑氏は免疫チェックポイント阻害剤によるがん治療の開発への貢献が評価されての受賞である。また、患者から採取した白血球の中のT細胞にがんを認識するように遺伝子を導入して患者に戻すCAR-T療法という治療法も一部の血液がんで用いられている。免疫チェックポイント阻害剤の副作用として、免役関連有害事象と呼ばれる免疫が患者の正常組織を攻撃したことによる症状（呼吸器症状、消化器症状、皮膚症状、甲状腺機能異常、副腎皮質機能異常、糖尿病、肝機能異常、神経症状など）が起きることがある[5]。

（2）　がんの治療法が内含する課題

　上記の治療法はがんを治療する上で有用かつ不可欠な手段であるが、様々な課題も抱えている。前記の各治療法の項で述べた合併症や副作用もその1つである。また、後述する晩期合併症もある。また、それ以外にも以下のような課題を内含している。

　手術はがんが発生した部位に限局していれば、最も確実にがんを取り除ける方法である。しかしながら、がんが切除範囲を越えて転移している場合には、転移している部位には治療効果はない。手術の時には目に見えなかった転移したがん細胞がしばらく時間を経過して、目に見えるくらいに（CT等の画像検査で分かるくらいに）大きくなってくることを術後再発といい、がんの手術後にしばしばみられる。手術がうまくいったからといってがんの治療は終わりではなく、手術の後はこの術後再発が起きていないか、定期的にCT等の画像検査を行っていく必要がある。また、がんの手術では周囲の組織も含めた広範囲の切除が必要になるため、時に臓器の機能を犠牲にする必要が出てくる場合がある。喉頭がんで声帯を切除すると、発声の機能が失われる。肛門に近い直腸がんで肛門まで切除すると、排便の機能が失われるため、人工肛門を作る必要がある。子宮や卵巣のがんでは妊娠・出産する機能（妊孕性）が失われることがある。

　薬物治療は手術とは逆に全身に広がったがん細胞にも効果を示す反面、全身の正常組織にも作用するため、副作用がしばしばみられる。そのた

め、薬物治療の際にはその副作用に対処しながら治療を行う必要がある。例えば、白血球が低下した場合は普段以上に感染に注意する必要があるし、必要に応じて白血球を増やす薬を使用する場合もある。また、薬物療法が必ず効果があるとは限らず、がん細胞によっては薬物が効かない（耐性がある）ものもあり、がんの病変が小さくならない場合もある。あるいは、一旦効いて病変が縮小したり、消失したりした場合にも、耐性がある細胞が残って再度病変が増大してくる場合もある。

放射線治療は手術と同様に局所療法であり、照射した範囲外には効果はない。また、放射線治療がよく効く（放射線感受性が高い）がんとあまり効かない（放射線感受性が低い）がんがある。悪性リンパ腫やセミノーマという精巣のがんの一種は放射性感受性が高い腫瘍の代表であり、悪性黒色腫という皮膚のがんは放射性感受性の低い腫瘍の代表である。放射線感受性の低いがんでは、十分な効果が望めないことがある。あるいは、放射線照射により病変が縮小・消失した場合にも、残存した細胞により再増大してくる場合がある。

上記のように、がんの治療は臓器機能の犠牲を要したり、副作用や合併症などのリスクを伴ったりするにもかかわらず、治癒が得られない可能性（不確実性）も含んでいる。医療者はこの不確実性を認識しているが、治療を受ける患者やその家族はがんが治ることを期待して治療に臨むため、不確実性について理解が得られていないと、期待通りの結果にならなかったときに医療に対する不信感につながることがある。

また、がん治療にかかる経済的負担も問題となってくる。がん治療では外来の診察、検査、入院、手術、薬物療法、放射線治療などに費用が発生する。本邦ではこれらの費用は患者本人の負担は一部であり、残りは公的医療保険で支払われる。また、月々の自己負担額が限度額（年齢や所得により決められている）を超えた場合は、高額療養費制度により超えた額が支給される。ただ、がんの種類や進行度、治療法によっては、長期にわたる治療が必要になる場合があり、限度額までの負担が毎月続くこともある。加えて、公的医療保険でカバーされない差額ベッド代、交通費、診断

書料、（医療機関が遠い場合）宿泊費などは自己負担となる。平成30年に
国立がん研究センターがん対策研究所が実施した「患者体験調査」では、
回答したがん患者の4.9%が治療費用の負担が原因で、がんの治療を変更・
断念したことがあると回答し、26.9%が病院での医療を受けるために必要
な金銭的負担が原因で、貯金を切り崩す、日常生活における食費や医療費
を削るなどの対応が必要であったと回答していた[6]。がん治療に際して休
職や退職を余儀なくされる場合もあり、経済的負担はがん治療における大
きな課題である。

（3）　がんの治療法選択における意思決定

　がんの治療を進めていく上で、上記のいずれかの治療法もしくはその
組み合わせを選択する（あるいは選択しない）という意思決定が必要であ
る。医師はがんについての専門的知識を有し、治療を実践する。患者は治
療を受ける側であり、治療の成否は彼ら自身に関わってくる。また、患者
それぞれが異なった価値観・社会的背景を有している。この意思決定を医
師と患者のどちらが行うかというのも、がん治療における重要な課題であ
る。

　そこで、治療方針決定に関わる情報の流れ、治療方針の検討、最終決定
を誰が行うのかなどの観点から、父権主義モデル、共有モデル、情報提供
モデルの3つの意思決定モデルへの分類が提唱されている（表3-2）[7]。父
権主義モデルでは情報は医師から提供されるが、患者の同意を得るのに最
低限なものである場合が多い。治療方針の検討や決定も医師が行う。治療
は医師が患者に施すものという古典的な医師−患者関係に基づくものであ
り、医師は患者の最善の利益を追求する責任を持ち、患者は医師にすべて
を委ねる。情報提供モデルは、医師は専門家として治療方針決定に必要な
情報を提供するが、治療方針の検討は患者およびその関係者（家族など）
で行われ、最終決定も患者自身が行い、医師はその決定に従って治療を行
う。共有モデルでは医師からは医学的な情報が、患者からは価値観や社会
的背景などの情報が相互にやりとりされる。治療方針の検討は医師と患者

表 3-2　治療意思決定のモデル（参考文献 7）より引用・改変）

段階		父権主義 （paternalistic） モデル	（両者の 中間）	共有（shared） モデル	（両者の 中間）	情報提供 （informed） モデル
情報交換	流れ 方向 タイプ 量	一方向（大部分） 医師 → 患者 医学的 法的に必要最低限		双方向 医師 ⇄ 患者 医学的および個 人的 意思決定に関す る全て		一方向（大部分） 医師 → 患者 医学的 意思決定に関す る全て
検討		医師単独もしくは 他の医師と		医師と患者（＋ 関係者）		患者（＋関係者）
治療法の 決定		医師		医師と患者		患者

およびその関係者が参加して行われる。治療方針の決定も、医師と患者の
双方の合意によって決定する。

　父権主義モデルによる意思決定では、医師から医学的に最良と判断する
治療法が提示されるが、そこには患者の価値観や社会的背景などは反映さ
れないことも多く、不満が生じることがある。また、がん治療は不確実性
を含み、最良と考えられる治療でもうまくいかない場合もあり、一方的に
決められた治療法であれば、医師に対する不信感を生じる可能性もある。
情報提供モデルでは患者が主体となるが、専門的知識のない患者にとって
は、医師から得られた情報を理解し、その上で有望な治療を選択するのは
困難なことも多い。また、昨今マスコミやインターネットなどにはがんに
ついての情報もあふれているが、正しい根拠に基づいたものもあれば、広
告まがいの眉唾なものもある。そこからの情報も含めるとさらに選択は困
難になる。あるいは、自分で方針を決めないといけないということが患者
にとってプレッシャーになることもある。あるいは、治そうと思うばかり
に無謀とも思える程リスクの高い治療を選んだり、逆に副作用や合併症を
恐れるあまりに治療を行わない選択をしたりする可能性もある。共有モデ
ルでは医師と患者が対等な立場で話し合うことで、父権主義モデルや情報
提供モデルの短所を補う形となる。このモデルでは患者は医師の専門的な

アドバイスを受けながら自分の価値観や社会的背景を反映させることができるので、患者の満足度は高まり、患者がより積極的な形で治療に参加できるが、情報交換、検討を経て意思決定に至るまで時間を要する。

　実際には状況に応じて3つのモデルを使い分ける必要がある場合も多い。救命のため一刻を争うような場合には、患者とゆっくり検討を行うことはできないため、医師のみによって方針が決定され、患者に同意を得る場合もある。患者が「治療についてはすべてお任せしたい」と言ってくるような場合もある。ただ、がん治療において治療方針を決める場面においては、共有モデルによる医師の専門的知識と患者の価値観・社会的背景を反映させたものが理想と思われる。

（4）　補完代替治療とそれに関わる課題

　補完代替治療は標準的に行われている治療を補うもしくはそれにとって代わる治療という意味であり、標準的な医療とは現在みなされていない医療行為、施術、製品などを指す。補完代替治療は栄養学的アプローチと精神・身体的アプローチによるものに大別される[8]。栄養学的アプローチにはビタミン、ミネラル、プロバイオティクスなどの栄養サプリメント、ハーブ、自然食品などがある。精神・身体的アプローチには瞑想、リラクゼーション、ヨガ、太極拳、マッサージ、カイロプラクティス、鍼灸、美術・音楽・ダンスなどのアートセラピーなどがある。また、これらの分類に当てはまらないものとして、アーユルヴェーダ、中国伝統医療、その他の伝統医療、気功、ホメオパシー、アロマセラピーなどもある。

　これらの中には、栄養面でプラスとなる効果をもたらしたり、不安、疲労、苦痛などを和らげたりする効果があるものもある。臨床研究でがんの症状緩和に効果が示されたものもある。ただ、補完代替治療ががんの進行を抑えたり、がんを治したりする効果を示した科学的根拠はなく、逆に有害であったり、標準的ながん治療の妨げとなったりする可能性があるものもある。補完代替医療を提供するものの中には、副作用なしにがんが治るなど誇張した効果を謳うものもあり、標準的治療による治癒の見込みが少

ない患者や標準治療による副作用・合併症を危惧する患者の中には、このような治療法に惹かれる者もいる。ただ、ほとんどの場合、期待されるような効果は得られず、時間と資金を浪費する結果となる。

3. がん治療と臨床研究

　臨床研究とは、「疾病の予防方法、診断方法及び治療方法の開発・改善、疾病の原因及び病態の解明を目的に行われる人を対象とする医学系研究」であり、今日のがん治療を含むすべての医療は先人たちの臨床研究の積み重ねによって築き上げられてきた。現在も多くのがん治療に関する臨床研究が日々学会や学術誌で発表されており、さらなるがん治療の発展への貢献が期待される。一方で臨床研究を取り巻く課題も存在する。この節では、がん治療に関わる臨床研究とその課題について解説する。

（1）　臨床研究の種類

　臨床研究は、疾患の状態や経過、通常の診療の範囲で行われている治療の効果などの観察を行う「観察研究」と、研究を目的として通常の診療を超えた医療行為を行う「介入研究」に大別される。「観察研究」には、個々の患者の状態や治療の経過などを報告する「症例報告」、あるがんを持つグループと持たないグループを比較してその疾患の原因・特徴などをみつけたり、同一のがんに対してある治療法を行ったグループと別の治療法を行ったグループの治療成績を比較したりする「症例対照研究」、生活習慣・疾患・治療などの異なる複数の集団を一定期間追跡調査する「コホート研究」などがある。「介入研究」は予防法や治療法の効果を検証することを目的とした研究で、通常は研究の対象となる治療法 A とその対照となる治療法 B とを比較する試験が行われる。比較の仕方により「群間比較試験」と「交差試験」に分けられ、「群間比較試験」では治療法 A を行ったグループと治療法 B を行ったグループを比較する。「交差試験」は最初に治療法 A を行って、その後治療法 B を行うグループと最初に治療法 B を行って

その後治療法 A を行うグループに分け、それぞれの治療法の効果を検証する方法である。がん治療の研究においては「群間比較試験」が行われる場合が多い。対象者を治療法 A と治療法 B に割り当てる際に乱数表などを用いてランダムに割り当てるものは、ランダム化比較試験（randomized controlled trial：RCT）と呼ばれる。ランダム化比較試験の目的は患者の背景に偏り（バイアス）が生じるのを防ぐためである。ランダム化比較試験では患者は治療法を自分で選択することはできない。ランダム化比較試験の際に、どちらの治療を行っているか対象者（患者）と評価者（医師）の両方に分からないようにする二重盲検法を用いる場合もある。これは新しい治療法の方が優れているなどの思い込みによるバイアスをなくすためである。

（2）　がん治療法開発のための臨床試験

　がん治療法（特に抗腫瘍薬などの薬物療法）の開発のためには、試験管内での実験や動物実験を経て新しく開発された薬剤などが人体内において安全でがんに対して効果を示すかどうか検証する臨床試験が必要である。臨床試験は介入研究であり、医薬品の承認申請を目的とした治験も含まれる。抗腫瘍薬を含めた薬剤の臨床試験は3段階（第Ⅰ相、第Ⅱ相、第Ⅲ相）に分けて行われることが多い。

　第Ⅰ相試験は薬剤の安全性を検証する試験であり、一般に少数の被験者を対象とする。人に対して初めて使用する薬の投与量を段階的に増やしていき、安全性や副作用、適正な投与量、投与方法を調べる。がん治療薬以外の薬では健康な人を被験者とすることが一般的だが、がん治療薬の場合は毒性などの観点から標準的な治療が終了したがん患者を対象とすることが多い。また、効果ではなく安全性の検証が目的であるため、がんの種類も問わないことが多い。

　第Ⅱ相試験は第Ⅰ相で得られた投与量などのデータを基に、特定のがんの患者を被験者として、安全性および有効性を検証する試験であり、第Ⅰ相より多くの患者を対象とする。

　第Ⅲ相試験は新しい薬剤が従来使われてきた薬剤と比べ、安全性や有効性の面で優れているかを検証する試験であり、ランダム化比較試験で行われる。二重盲検試験で行われる場合もある。通常、数百人から 1,000 人を超える規模の患者を対象として行われる。

（3）　臨床研究に関わる法令・指針

　臨床研究は人を対象とし医学の発展を目的とするものであるが、研究遂行のために被験者（患者）の利益や権利が軽んじられるという危険性を含んでいる。ナチス・ドイツのホロコーストにおける人体実験や九州大学での生体解剖、米国でのタスキギー梅毒研究など、被験者の人権を無視した研究も行われてきた。被験者の人権と利益を守り、このような事例が 2 度と起こらないようにするため、臨床研究に関わる法令や指針が定められている。

　国際的には、1947 年にナチス・ドイツにおいて非人道的な人体実験を行った医師に対して行われた裁判を受けて「ニュルンベルク綱領」が提示された。これは人を被験者とする研究に関する倫理的原則であり、被験者の自発的同意の必要性が第一に謳われている。1964 年には世界医師会によって、人を対象とする医学研究の倫理原則であるヘルシンキ宣言が発表された。ここでは、研究の目的が被験者の権利と利益より優先されることがあってはならないとしており、また被験者からインフォームドコンセントを得ることを求めている。1996 年には治験データの相互利用により新薬をより早く臨床医に届けることを目的に、日本、EU、米国の間で創設された医薬品規制調和国際会議（International Council for Harmonisation of Technical Requirements for Pharmaceuticals for Human Use：ICH）から、「医薬品の臨床試験の実施基準（ICH-GCP ガイドライン、GCP は Good Clinical Practice の略）」が発表された。2002 年には WHO と国際連合教育科学文化機関（United Nations Educational, Scientific and Cultural Organization：UNESCO）が共同で設立した国際医学団体協議会（Council for International Organization of Medical Sciences：CIOMS）から、「人

を対象とした生物医学研究の国際生命倫理指針」が公表されている。

　わが国では、ICH-GCP ガイドラインを受けて、1997 年に「医薬品の臨床試験の実施の基準に関する省令（GCP 省令）」が制定されている。これは、日本国内の医療制度を反映して定められた医薬品の承認申請を目的とした治験を規制する省令である。高血圧薬の臨床研究に関する不正問題を背景に 2018 年には「臨床研究法」が制定された。これは製薬企業から資金提供を受けて実施される臨床研究、治験以外の未承認・適応外の医薬品等の臨床研究（これらを特定臨床研究と呼ぶ）を対象として規制する法律であり、特定臨床研究を行うものに対して、モニタリング・監査の実施、利益相反の管理等の実施基準の遵守及びインフォームドコンセントの取得、個人情報の保護、記録の保存等を義務付けている。これらは介入研究を対象としており、観察研究は対象外である。2021 年には、従来の「人を対象とする医学系研究に関する倫理指針」および「ヒトゲノム・遺伝子解析研究に関する倫理指針」が統合され、「人を対象とする生命科学・医学系研究に関する倫理指針」が示された。これは介入研究だけでなく、観察研究（一部例外あり）も対象となる。

（4）　がん治療における臨床研究の倫理的課題

　臨床研究は医療の現場で行われるものであるが、医療の最大の目的は個々の患者の健康と幸福の追求である。一方で、臨床研究は医療の発展、すなわち未来の患者の健康と幸福が目的となる。臨床研究に参加するがん患者は、将来がん治療を受ける患者のために協力をしているのである。ただ、父権主義的な治療方針決定により、臨床試験へ参加することになるケースもある。前項に挙げたような法令や指針により患者の権利や利益が保護されるような環境整備はされつつあるものの、臨床研究において患者が潜在的な不利益を受けている可能性は否めない場面もある。

　例えば、抗がん剤の第Ⅰ相試験に参加するがん患者は、標準治療が終了した、すなわち幾つかの抗がん剤を使ってどれも効かなくなった状態である。そのような患者に新しく開発中の薬の臨床試験への参加が提案される

のである。もちろん、抗がん剤であり効果がまったく期待できない訳では
なく、患者はそこに望みを託す訳である。ただ、試験の主目的は安全性の
確認であり、効果を求めているものではない。特に初期の段階ではごく少
量から開始されるため、効果は期待できない可能性が高い。

　あるいは、第Ⅲ相試験は新しい治療と従来の治療を比較するが、患者と
しては新しい有望な治療を受けたいと思うのが本音であろう。ただ、ラン
ダム化比較試験で行われるため、患者は治療法を自分で選択することはで
きない。すなわち、試験に参加する時点で治療を選択する権利を放棄せざ
るを得ないのである。

　前の例では、既存の治療法がない中で新たな治療薬を試すことができ
るという希望が持てるというメリットがあり、後の例では、新しい治療が
実際に従来の治療法と比べて優れているかは定かではないので従来の治療
法になったからといって不利益を被る訳ではないとも解釈はできる。しか
しながら、参加者が研究の趣旨とそれに伴うメリット・デメリットを理解
し、納得した上で研究に参加しているかは疑問が残るところである。医療
と臨床研究の目的が一致しない以上、がん治療という医療の中で研究を
行っていく上で配慮すべき課題は多い。

4.　がん告知

（1）　がん告知の変遷と現状

　以前は、がんは不治の病であり、がんにかかったことを患者本人に伝え
ると不安や心理的負担を与えるだけだから、病名を伏せておくということ
がしばしば行われていた。しかしながら、インフォームドコンセントの概
念が普及するにつれて、がんも病名を告知することが必要となってきた。
この流れは欧米で先行しており、わが国で患者本人へのがんの病名告知が
本格的に議論され始めたのは 1980 年代後半以降のことである。1989 年に
全国のがん診療施設を含む教育施設の医師 329 名に行った調査では末期が
んの患者の半数以上に告知を行っている医師はわずか 14% に過ぎず、56%

はまったく告知を行っていなかった[9]。また、同年に富山県で行われた調査では、告知を行ったことがあると回答した医師は 31% であった[10]。2006年に全国のがん診療病院の医師 1,499 名を対象に行ったアンケート調査では 65.9% の医師ががん告知を行っており、2012 年に行われた 1,224 名を対象とした同様の調査では 73.5% ががん告知を行っていた[11]。がん診療拠点病院等を中心に、全国約 850 病院で行われている院内がん登録の全国集計の結果からは、2021 年には 94.2% の患者に初回治療開始時にがんの病名告知が行われおり、現在では本邦でもがん患者の大部分の方に行われるようになってきたことが示唆される[2]。

　一方で、日本ホスピス緩和ケア財団が全国の健康な一般市民を対象に行った意識調査では、「自分ががんにかかったとしたら、その事実を知りたいか」という質問に対して、「治る見込みがあってもなくても知りたい」と回答したのは 2006 年が 70.9%、2008 年が 72.1%、2011 年で 74.9% と増加傾向であったものの、2017 年には 62.9% と減少していた。また、2017年の調査で、11.2% は「治る見込みがあれば知りたい」、7.9% は「治る見込みがあってもなくても知りたくない」と回答しており（18.0% は「分からない」と回答）、告知をされることを希望しない人も一定数いることが示唆される[12]。

　また以前は、まず家族にがんであることを伝えて、本人に告知を行うかどうかの意向を問うことがしばしば行われていたが、現在は本人もしくは本人および家族同時にがんの告知を行うことが一般的になってきている。ただ、患者が小児の場合や認知症・精神疾患などで理解力が乏しかったり、不安が強かったりする場合は、家族の意向を確認することも多い。

（2）　がん告知の時に話される内容

　がんの告知といってもただ病名を伝えるだけではない。まずは、がんと診断するに至った検査の結果を伝える必要がある。例えば、胃がんであれば、上部消化管内視鏡検査（いわゆる胃カメラ）で、胃にしこりや潰瘍が認められ、生検（病変の一部をつまんで、顕微鏡の検査を行うこと）でが

んの組織が検出されたために、胃がんと診断された、などである。次に、がんがどこまで広がっているかである。上皮内（胃がんであれば胃の粘膜内）にとどまっているのか、周囲の間質（胃壁の深部）まで広がっているのか、リンパ節まで転移しているのか、離れた臓器に転移しているのか、などである。これを進行度といい、しばしばがんのステージとして表される。治療を前提として告知が行われる場合は、続いて候補となる治療の内容が話されるであろう。また、進行度によっては治る見込みがない場合もある。そのような場合は今後の余命などについても伝えられることもある。

　これらの事項は一度に伝えられる場合もあれば、段階を追って伝えられる場合もある。例えば、クリニックなどで内視鏡で胃がんが見つかった場合は、胃がんであることを伝えられた後に、治療を行うがん専門病院で詳しい検査を行い進行度や治療、余命のことが伝えられることもある。

（3）　がん告知を受けたときの心の反応

　がんの告知のような「悪い知らせ」を受けた時の心の反応として、一般的に次に述べるような3段階の時期をたどる[2) 13)]。最初は「衝撃の時期」と呼ばれ、告知を受けた直後から1週間程度続く。この時期は病状説明の内容を覚えていない、信じられない、何も考えられないといった状態である。第2段階は「不安・抑うつの時期」であり、「衝撃の時期」の後の1週間位の時期である。この時期は自分の身体に起きていることを認識できるようになり、病気や将来に対して不安を抱くようになるため、抑うつ状態になったり、不眠や食欲不振がみられたりする。第3段階は「適応の時期」と呼ばれ、「悪い知らせ」から2週間位経つと、現実を受け入れ、精神的にも安定してくるようになり、日常生活を普通に送れるようになり、がんの治療に前向きになってくる。ただ、この時期になっても現実をうまく受け入れることができず、適応障害やうつ病といった精神疾患にかかってしまう場合や自殺に至る場合もある。

　がん診療の中では、告知だけでなく、手術後のがんの再発や、抗がん

剤治療中のがんの進行と治療の変更、がんを治療する積極的治療から緩和治療への変更などの「悪い知らせ」を伝える必要がある場面がある。このような「悪い知らせ」を伝える際に、患者の精神的苦痛を和らげ、治療に前向きに取り組ませるためのコミュニケーション技術も開発されている [14) 15)]。

（4）　がん告知は必要か？

　がん告知は、前述のように負の反応を患者の心にもたらす。多くは、事実を受け入れ「適応の時期」を迎えるが、一部には現実にうまく適応できず精神的に病んでしまう人もいる。家族が患者本人への告知を希望されない場合の多くは、患者の精神的負担を危惧してのことである。しかしながら、がんに対する治療を行う際にはインフォームドコンセントが前提となっている現代の医療において、病名を伝えないで治療の内容や必要性を説明することは極めて困難なことである。がんに対して積極的な治療を行わず、痛みなどの症状を和らげる緩和治療のみを行う場合においても、患者はその症状が起きている原因を知りたいと思うであろう。仮に別の病名を告げたとしても、矛盾が生じることも多い。また、周囲が自分に病名を隠していることを感じとれば、疎外感や孤独感を与えることになる。がんに罹った事実を知ることはつらいことではあるが、それを隠すよりは、事実を伝えた上で受け入れて乗り越えるように周囲がサポートする方が、患者本人もより良い精神状態を保てるのではないだろうか。

　前述の意識調査のように、「がんにかかったという事実を知りたくない」という意見を持つ人もいる。小児がん患者（特に年少者の場合）に告知を行うかどうかも、意見が分かれるところである。ただ、患者が疾患と向き合って、積極的に治療に取り組むためには、がん告知は基本的には必要な過程と思われる。

5. がんサバイバーの抱える課題

　がんサバイバーとは、がんの診断を受けてから、治療中・治療後を含めて生涯を全うするまでのすべての時期の方が含まれる。本邦でのがん全体の5年相対生存率は64.1%であり、がんの治療が終了してから長期間安定して生活されているがんサバイバーも多い。しかしながら、このようながんサバイバーの方は、がんを経験していない方には無い特有の身体的・精神的・社会的課題を抱えることになる。ここでは、身体面の課題として晩期合併症と妊孕性、精神面の課題として不安、社会面の課題として就労について取り上げる。

（1）　晩期合併症
　がんに対する治療後しばらく時間が経過してから、がんそのものもしくはがん治療の影響で起きる健康障害を晩期合併症という。晩期合併症はがんの種類や発生部位、治療法によって様々であり、脳・神経、目・耳などの感覚器、心臓・血管、肺、内分泌臓器（下垂体、甲状腺、副腎などホルモンを出す臓器）、肝臓、腎臓、消化管、生殖器、皮膚、骨、筋肉など多様な臓器に現れ、その症状も多岐にわたる（表3-3）。特に小児がんの治療後には、身体・知能の成長発達への影響が懸念される。また、薬物療法や放射線治療の影響によって発生するがん（2次がん）も晩期合併症といえる。がんが治癒した後も、長期に渡って晩期障害で悩まされるがんサバイバーも少なくない。医学の進歩とともにがんの治療成績は向上してきているが、それに伴って晩期合併症で悩むがんサバイバーが増加しないよう対策を講じる必要がある。

（2）　妊孕性
　妊孕性は妊娠をするために必要な能力のことで、女性では子宮や卵巣・卵管、男性では精巣がこれを司っている。前述の晩期合併症でも示したよ

表 3-3　主な晩期合併症

臓器	晩期合併症	症状	原因となる治療
脳	白質脳症	ふらつき、口のもつれ、物忘れ、意識障害など	薬物療法（メトトレキサート、5FU など）、放射線治療
下垂体	成長ホルモン分泌不全	低身長	放射線治療、手術
目	白内障	目のかすみ、視力低下、失明など	薬物療法（ステロイド）、放射線治療
心臓	心筋障害、心不全	むくみ、息切れ、動悸など	薬物療法（アントラサイクリン系）
肺	肺線維症	咳、発熱、息切れなど	薬物療法（ブレオマイシンなど）
肝臓	肝機能障害	倦怠感、黄疸など	薬物療法（エトポシド、メトトレキサートなど）
腎臓	腎機能障害、腎不全	むくみ、倦怠感、高血圧など	薬物療法（シスプラチンなど）
消化管	放射性腸炎	下痢、血便、腹痛など	放射線治療
精巣	精巣機能不全（男性ホルモン分泌不全、造精機能障害）	性機能障害、男性不妊、女性化乳房など	薬物療法（アルキル化剤など）、放射線治療、手術
卵巣	卵巣機能不全（女性ホルモン分泌不全、卵子数減少）	無月経、月経不順、早期閉経、不妊など	薬物療法（アルキル化剤、ホルモン治療薬など）、放射線治療、手術
骨	骨粗しょう症	骨折など	薬物療法（ステロイド、ホルモン治療薬など）

うにアルキル化剤などの細胞障害性抗腫瘍薬や放射線治療などは卵巣機能不全や精巣機能不全を引き起こす。また、閉経前乳がんに対しては、卵巣機能を抑制するホルモン治療薬が用いられる。手術によって、子宮・卵巣や精巣を摘出する場合もある。また、男性では手術により勃起不全や射精障害が起きることもある。将来子供を産み育てる可能性のある小児がん、AYA 世代がんの患者にとっては、妊孕性を温存できるか否かは重要な課題である。

　本邦では 2021 年度より都道府県および日本がん・生殖医療学会が主体

となって、小児・AYA 世代のがん患者等の妊孕性温存療法研究促進事業が開始された。これは 43 歳未満のがんもしくはその他の疾患で妊孕性の低下が見込まれる治療を行う予定の患者の卵子もしくは精子（あるいは受精卵）を凍結保存する妊孕性温存療法と、がん治療後の妊娠の成立を補助する体外受精、顕微授精、胚移植などの生殖補助医療を行う体制を整え、啓蒙活動や助成を行うものである。少子化が社会問題となる中で、若年層のがん患者が妊孕性を温存できる体制を整備することは我が国の将来にとっても重要な課題である。

（3）不 安

がん患者はがんと診断された時から様々な不安を抱えることとなる。診断が告げられた時点で治療がうまくいくかどうかの不安、今後出現してくるかもしれない症状への不安、死への不安、仕事や学業が続けられるかの不安、経済的な不安などが出現するであろう。治療がうまくいき一旦終了したとしても、がんが再発するかもしれないという不安が出てくる。AYA世代がんのサバイバーを対象としたがん再発の恐怖についての研究のシステマティックレビューでは、31% ～ 85.2% のがんサバイバーが再発の恐怖を抱えているという結果が報告されている [16]。また、前述の晩期合併症や 2 次がんなどに対する不安や、若い世代の患者であれば妊娠・出産に対する不安を抱く方もいるであろう。不安は他者が認識することが難しく、特にがん治療がうまくいって一段落した後であれば周囲は祝福ムードであり、患者も自分の不安を打ち明けにくい雰囲気となる。このようにして、不安を抱え込んでしまっているがんサバイバーは少なくなく、適応障害やうつ病を発症する方もいる。がんサバイバーの不安などの精神的苦痛へのアプローチは、今後も取り組んでいかなければいけない課題である。

（4）就 労

本邦で 20 歳から 64 歳の就労可能年齢でがんに罹患する方は 24 万 1,937人にのぼる（2019 年データ）[2]。これは全がん患者の 24.2% である。最近で

は、高齢化を背景に高齢者でも収入を伴う仕事をしている方が増加してきており、65歳以上の高齢者の就労率は25%であることから、働いて収入を得ている方で、がんに罹患する方の数はさらに多くなると考えられる[17]。平成30年度の「患者体験調査」ではがん患者の44.2%が診断時に収入のある仕事をしていたと回答している[8]。ただ、そのうちの19.8%ががん診断後に退職・廃業をしており、54.2%は退職・廃業はしないものの休職・休業をしていた。

　2006年施行の「がん対策基本法」では第二十条で「国及び地方公共団体は、がん患者の雇用の継続又は円滑な就職に資するよう、事業主に対するがん患者の就労に関する啓発及び知識の普及その他の必要な施策を講ずるものとする。」と定めており、厚生労働省は「がん対策推進基本計画」に基づきがん患者の就労支援のための環境整備を行っている。しかしながら、「がんに対する意識調査」では「現在の日本社会では、働きたいと思うがん患者を受け入れる職場環境になっている」という質問に対して、「あまりそう思わない」「全くそう思わない」と回答したのが75.7%と4分の3を占めた[2]。東京都で実施された「がん患者の就労等に関する実態調査」では、がん患者が治療と仕事を両立する上で困難であったこととして、「働き方を変えたり休職することで収入が減少する」「体調や治療の状況に応じた柔軟な勤務ができない」「治療・経過観察・通院目的の休暇・休業が取りづらい」「職場内に相談相手がいない」「治療と仕事の両立について誰（どこ）に相談すればよいか分からない」などが挙げられた[18]。がん患者が治療と仕事を両立する上で必ずしも望ましい環境ではないことが示唆される。

　がん治療のため一旦休職した後、どのくらいの方が復帰できるのであろうか。我が国で行われたがんに罹患し病休した患者の復職率の調査では、病休開始後6か月、12か月でのフルタイムでの復職率はそれぞれ47.1%、62.3%であった[19]。これはがんの原発臓器によっても大きく異なり、胃がん、前立腺がんなどの男性生殖器がん、子宮がんなどの女性生殖器がん、乳がんでは8割近くの方が12か月後に復職しているのに対して、食道が

ん、肺がん、肝胆膵がんでは 12 か月後の復職率は 3 割台にとどまっており、臓器によって治療による身体への侵襲が異なるため、仕事への復帰にも影響することが示唆される。また、がんサバイバーでは特有の慢性疲労がみられ、これが復職や復職後の勤務継続の妨げになっているともいわれている。今後、さらなる高齢化が予測される我が国において、がんサバイバーの働きやすい職場環境整備は重要な課題である。

お わ り に

　がんは身近な病気であり、日本人ではほとんどの方が家庭内、地域、職場などでがん患者と関わる機会を持つことになるであろう。一人一人ががん患者の抱える課題について正しい知識を持ち、理解を示すことが、これらの課題の解決につながるのである。

参考文献

1) World Health Organization/Newsroom/Fact sheet/Detail/Cancer
https://www.who.int/news-room/fact-sheets/detail/cancer（2023/8/1 検索）

2) がん情報サービス　https://ganjoho.jp/public/index.html（2023/8/1 検索）

3) World Health Organization/Europe/Publication/Overview/Factsheet-5 facts about alcohol and cancer　https://www.who.int/europe/publications/m/item/factsheet-5-facts-about-alcohol-and-cancer（2023/8/1 検索）

4) 内閣府　がんに対する世論調査　https://survey.gov-online.go.jp/h28/h28-gantaisaku/index.html（2023/8/1 検索）

5) 厚生労働省　免疫チェックポイント阻害薬による免疫関連有害事象対策マニュアル　https://www.mhlw.go.jp/topics/2006/11/dl/tp1122-1q05.pdf（2023/8/1 検索）

6) 国立がん研究センター　平成 30 年度患者体験調査　https://www.ncc.go.jp/jp/icc/health-serv/project/040/index.html（2023/8/1 検索）

7) Charles C, Gafni A, Whelan T. Decision-making in the physician-patient encounter: revisiting the shared treatment decision-making model. Soc Sci Med. 1999 Sep; 49 (5)：651-61.

8) National Center for Complementary and Integrative Health
https://www.nccih.nih.gov/（2023/8/1 検索）

9)　Uchitomi Y, Okamura H, Minagawa H, Kugaya A, Fukue M, Kagaya A, Oomori N, Yamawaki S. A survey of Japanese physicians' attitudes and practice in caring for terminally ill cancer patients. Psychiatry Clin Neurosci. 1995 Mar; 49（1）：53-7.

10)　Mizushima Y, Kashii T, Hoshino K, Morikage T, Takashima A, Hirata H, Kawasaki A, Konishi K, Yano S. A survey regarding the disclosure of the diagnosis of cancer in Toyama Prefecture, Japan. Jpn J Med. 1990 Mar-Apr; 29（2）：146-55.

11)　Ichikura K, Matsuda A, Kobayashi M, Noguchi W, Matsushita T, Matsushima E. Breaking bad news to cancer patients in palliative care: A comparison of national cross-sectional surveys from 2006 and 2012. Palliat Support Care. 2015 Dec; 13（6）：1623-30.

12)　日本ホスピス緩和ケア研究振興財団　ホスピス・緩和ケアに関する意識調査（2018 年意識調査）　https://www.hospat.org/research1-4.html（2023/8/1 検索）

13)　大西秀樹、石田真弓、川田聡：「サイコオンコロジーの重要性」『癌と化学療法』39（3）：331-336。

14)　内富庸介、藤森麻衣子編：『がん医療におけるコミュニケーション・スキル — 悪い知らせをどう伝えるか』医学書院、2007

15)　Baile WF, Buckman R, Lenzi R, Glober G, Beale EA, Kudelka AP. SPIKES-A six-step protocol for delivering bad news: application to the patient with cancer. Oncologist. 2000; 5（4）：302-11.

16)　Yang Y, Li W, Wen Y, Wang H, Sun H, Liang W, Zhang B, Humphris G. Fear of cancer recurrence in adolescent and young adult cancer survivors: A systematic review of the literature. Psychooncology. 2019 Apr; 28（4）：675-686.

17)　総務省統計局　高齢者の就業　https://www.stat.go.jp/data/topics/topi1292.html（2023/8/1 検索）

18)　東京都保険医療局「がん患者の就労等に関する実態調査」報告書（平成 26 年 5 月）http://www.hokeniryo.metro.tokyo.lg.jp/iryo/iryo_hoken/gan_portal/soudan/ryouritsu/other/houkoku.html（2023/8/1 検索）

19)　Endo M, Haruyama Y, Takahashi M, Nishiura C, Kojimahara N, Yamaguchi N. Returning to work after sick leave due to cancer: a 365-day cohort study of Japanese cancer survivors. J Cancer Surviv. 2016 Apr; 10（2）：320-9.

第 **4** 章

臓器移植医療の現状と課題

1. 移植医療とは

　移植医療とは疾病や事故によって臓器や組織が機能障害に陥った場合に、他人（臓器提供者）から採取した臓器や組織を用いて治療を行うものである。臓器あるいは組織提供者をドナー、臓器あるいは組織移植を受ける患者をレシピエントという。臓器移植医療は現代においては、臓器不全患者に対する唯一の根治治療であり、患者の QOL を著しく改善する。例えば、腎不全の患者は血液あるいは腹膜透析という治療法があるが、これらの血液浄化能力は腎臓に比べ劣る上に、腎臓が持っている骨代謝あるいは造血に関する機能は代行できない。肝不全患者に対しては、人工肝臓は未だ開発されておらず、血液透析及び高流量持続的血液濾過透析により一時的な延命は可能であるが、これらの治療法は肝移植までの橋渡しにすぎない。また、重症心不全例に対しては、補助人工心臓の体内あるいは体外への設置が行われるが、完全埋め込み型でも体外バッテリなどへの接続が必要であり、さらに血栓塞栓症のリスクが皆無なわけではない。一方、臓器移植医療は手術手技、臓器保存技術、免疫抑制療法の発展により、確固とした医療として定着してきた。

　現在行われている移植医療には、大別して臓器と組織の移植がある。後述する臓器の移植に関する法律（臓器移植法）では、臓器とは人の心臓、肺、肝臓、腎臓、その他厚生労働省令で定める内臓（膵臓、小腸）及び眼

球をいう。組織移植に関しては、未だ法律は整備されていないため、本章では主に臓器移植に関して概説する。

　移植はその種類により、自家移植、同種移植、異種移植に大別される。自家移植は主に造血幹細胞移植あるいは皮膚移植（植皮）で行われる方法である。異種移植とは、ある種（動物など）の個体を別の種の個体に移植する方法である。米国の研究チームが、2022 年、2023 年と実験的なブタ心臓のヒトへの異種移植手術を、2024 年にはブタ腎臓のヒトへの異種移植手術を行い、ニュースに取り上げられた。これまでにもヒヒなどの心臓・肝臓を人に移植する試みが報告されているが、拒絶反応・感染症など異種移植には未だ解決すべき問題が多い。いわゆる臓器移植とは同種移植を指す。臓器移植のうち、心臓・肺・肝臓・小腸はもともとある臓器の一部あるいはすべてを取り除き、そこに新たな臓器が移植される（同所性移植）。一方、腎臓と膵臓はもともとある臓器はそのままで別の場所（主に骨盤内）に臓器が移植される（異所性移植）。

　また、臓器提供は、ドナーの状態により、大きく「脳死下臓器提供」「心停止後臓器提供」「生体臓器提供」に大別される。

　脳死下臓器提供は、脳死と診断された個体（脳死ドナー）から臓器を摘出するものである。我が国では、心臓・肺・肝臓・小腸では脳死下臓器提供後に摘出された臓器のみが移植に使用される。心停止後臓器提供は個体の心停止を待って、臓器を摘出するもので、腎臓・膵臓・角膜では心停止後臓器提供下の摘出でも移植可能である。後述するが、心臓・肺・肝臓でも心停止後の臓器を移植に使用する試みが欧米を中心に広がっている。

　脳死下あるいは心停止後臓器移植を希望する患者は、日本臓器移植ネットワークに登録された後に順位化され、移植の機会まで待機することになる。脳死ドナーが出現した際のレシピエント選択の優先順位は、心臓は緊急度と血液型、大きさ、肝臓・小腸は緊急度と血液型、肺は血液型・大きさ、膵臓は血液型・登録期間・HLA、腎臓は血液型と地域・登録期間・HLA である（表 4-1）。この中でも心臓と肺は胸郭に囲まれており、物理的に体格が大きなドナーの臓器（心臓・肺）はドナーより著しく体格の小

さいレシピエントには移植すること
ができない。つまり、心臓あるいは
肺移植を待っている小児は体格が同
程度の小児ドナーからしか臓器をも
らえない。これが、臓器移植法施行
後も小児患者が渡航移植を行わざる
を得ない理由である。

表4-1　レシピエントの選択

臓器	優先項目	選択項目
心臓	緊急度	血液型、大きさ
肺	大きさ	血液型
肝臓	緊急度	血液型
膵臓	登録期間	血液型、HLA
腎臓	地域／登録期間	血液型、HLA
小腸	緊急度	血液型

　生体臓器提供とは、患者の近親者（生体ドナー）の自発的な意思により
提供された臓器の一部を移植に用いるものであり、一般的には肺・肝臓・
腎臓の移植が行われている。生体肺移植では、2人の近親者から左右いず
れかの肺の一部（主に下葉）を摘出し、患者の両側の肺を摘出後に同所
性に移植する。生体肝移植では、1人の近親者から肝臓の一部（右葉・左
葉・外側区域など）を摘出し、患者の肝臓を摘出後に同所性に移植する。
乳児あるいは幼児では主に外側区域が、就学後の小児・小さな成人では主
に左葉が、成人では主に右葉が用いられる。韓国では、2人の近親者から
左葉あるいは右葉を摘出し、1人の患者に移植する dual graft 肝移植が多
数例で行われている。我が国でも数例に行われたが、倫理的な問題などか
ら広く普及はしなかった。生体腎移植では、1人の近親者から左右いずれ
かの腎を摘出し、患者の骨盤内に異所性に移植する。主に血液あるいは腹
膜透析施行中の患者に対して行われるが、最近では preemptive（透析に
至っていない腎不全）での移植も行われている。

　移植医療は前述したごとく、臓器不全に陥った臓器を正常な臓器と入れ
替える医療であるが、一臓器の不全が他の臓器不全を起こすことがある。
例えば、1型糖尿病は膵臓移植の適応であるが、経過中に慢性腎不全から
血液あるいは腹膜透析に至ることが多い。このような症例には膵腎同時移
植が行われる。同様に慢性肝不全で肝腎症候群という病態から透析に至る
腎不全を合併する症例では、肝腎同時移植が行われる。心機能低下を伴う
原発性肺高血圧症などでは、心肺同時移植が行われる。欧米では、慢性肝
不全から肺高血圧症さらに右心不全に至った症例に対しての心肺肝同時移

植例、短腸症候群（小腸が主に先天的な原因により切除され短くなった状態）による肝不全例に対する肝小腸同時移植・多臓器同時移植例も報告されているが、我が国では心肺同時、肝腎同時、膵腎同時移植を除き、その他の同時多臓器移植の枠組みは未だ確立していない。

　生命には直結しないが、QOL が著しく損なわれた患者に対する組織・臓器移植が欧米では行われている。例えば、熱傷・外傷などにより顔面の皮膚が広範に損傷した患者に対する顔面移植、外傷などにより四肢欠損した患者に対する四肢移植、先天的な子宮形成不全患者に対する子宮移植などの成功例が報告されている。2015 年スウェーデンの施設から子宮移植した患者の出産成功例が報告された。我が国では、これらの新しい組織・臓器移植は提供者の問題など解決すべき課題が多く未だ行われていないが、子宮移植に対しては日本医学会が容認したことにより、生体提供を中心に準備が進められている。

　臓器移植の歴史は、免疫抑制剤の歴史と言っても過言ではない（表4-2）。他人の臓器が体内に入った場合、正常の免疫力を持った患者であれば、これを排除しようとする。これが、拒絶反応と呼ばれているものである。1978 年カルシニューリン阻害剤であるシクロスポリンの臨床応用後、臓器移植の生存率は飛躍的に改善した。1984 年同じくカルシニューリン阻害剤であるタクロリムスが我が国の筑波山の土壌細菌から分離された。臓器移植後は、この拒絶反応を予防するために生涯にわたって免疫抑制剤を内服する必要がある。移植臓器ごとに若干の違いはあるが、カルシニューリン阻害剤、ステロイドホルモン、代謝拮抗薬、mTOR 阻害剤、抗体製剤の組み合わせが用いられる。

2.　我が国における移植医療の現状

　臓器移植はすでに技術的に確立された医療であり、先進諸外国では、日常診療の一つとして定着した医療である。移植医療のうち死体（脳死下あるいは心停止後）からの臓器移植については「臓器の移植に関する法律

表 4-2　臓器移植と免疫抑制剤の歴史

臓器移植		免疫抑制剤	
1902	イヌの自家腎移植実験		
1954	一卵性双生児からの生体腎移植		一卵性双生児
1956	国内初の腎移植（新潟大）		放射線照射
1963	世界初の死体肝移植	1960	プレドニゾロン
1964	国内初の死体肝移植（千葉大）	1961	アザイオプリンをイヌに使用
1967	世界初の膵移植	1966	抗リンパ球グロブリン
1967	世界初の心移植	1970	シクロスポリン発見
1968	国内初の心移植（札幌医大）	1972	シクロスポリン免疫抑制効果確認
1978	死体腎移植へのシクロスポリン使用	1978	シクロスポリン初の臨床応用
1978	肝移植へのシクロスポリン使用	1983	サンディミュンスイスで発売
1980	心移植へのシクロスポリン使用	1984	タクロリムス発見
1984	国内初の膵腎同時移植（筑波大）	1986	サンディミュン日本で発売
1989	国内初の生体部分肝移植（島根医大）		
1992	世界初の異種肝移植	1993	プログラフ日本で発売
1996	国内初の生体小腸移植		
1997	臓器移植法が施行（10月16日）		
1998	国内初の生体部分肺移植	1998	シムレクトスイスで発売

（臓器移植法）」が定められ、本法に基づき心臓、肺、肝臓、腎臓、膵臓、小腸、眼球の移植が施行されている。我が国では、1997 年に上記、「臓器移植法」が施行され、脳死下臓器提供が可能となったが、脳死判定を受ける条件や年齢制限の厳しさから脳死下臓器提供は極めて少ない状態であった。「臓器移植は世界中で何 10 万人という人々の命を救う事になった 20世紀における医学的奇跡の一つである。（中略）世界的臓器不足を防ぐために各国が臓器不全を防止する努力をすると同時に、自国内での臓器供給を増やす努力をしなければならない。（中略）死体ドナーによる臓器移植を開始あるいは拡大する努力は、生体ドナーの負担を最小化するために不

可欠である。死体ドナーによる臓器移植の発展を阻害するような障壁、誤解、不信の解決に取り組むには、教育プログラムの実施が有用である」、2008年国際移植学会が中心となって採択された、イスタンブール宣言からの抜粋である。臓器売買・移植ツーリズムの禁止、自国での臓器移植の推進、生体ドナーの保護を提言したこのイスタンブール宣言とそこで明示された臓器移植をめぐる環境整備への国際的な要請が臓器移植法の改正に影響を及ぼした。この結果、2010年改正臓器移植法が施行された。表4-3に臓器移植法と改正臓器移植法の違いを示す。主な改正点は、親族への優先提供、本人の意思が不明確でも家族の書面同意での提供、また15歳未満の小児からの脳死下臓器提供が可能となったことである。これに伴い、臓

表4-3　臓器移植法

要点	改正前	改正後
施行日	1997.10.16	2010.7.17
親族への優先提供	認めない	認める
生前の書面による臓器提供への同意	必要	不要 家族の同意のみで提供可能 本人が書面により提供を拒否していれば、提供不可能
15歳未満	提供不可	提供可能
意思表示方法	ドナーカード	ドナーカード、運転免許証、保険証、マイナンバーカード、インターネットでの登録
被虐待児への対応		虐待を受けて死亡した児童から臓器を提供されることがないよう適切に対応
国及び地方公共団体による啓発		移植医療に関する啓発及び知識の普及に必要な施策を講ずる

器移植法附則５に「虐待を受けた児童が死亡した場合に当該児童から臓器が提供されることのないよう」と被虐待児への対応（虐待を受けて死亡した児童から臓器を提供されることがないよう適切に対応）も明記された。一方、成人においては臓器移植法第七条に「脳死者が検視その他の犯罪捜査に関する手続きが行われるときは、当該手続きが終了した後でなければ、当該死体から臓器を摘出してはならない」と記載されている。適切な検視が行われた後には、臓器の摘出は可能であるが（交通事故での死亡が明らかな場合、提供に至る事例はある）、その死亡が犯罪によるところが明らかな場合には司法解剖が必要である。司法解剖は心停止後に行われるため、この際の臓器提供は不可能である。また、第十七条の二に「国及び地方公共団体は、国民があらゆる機会を通じて移植医療に対する理解を深めることができるよう、移植術に使用されるための臓器を死亡した後に提供する意思の有無を運転免許証及び医療保険の被保険者証等に記載することができることとする等、移植医療に関する啓発及び知識の普及に必要な施策を講ずるものとする」とあるが、現状では啓発活動の方法・熱意で地方公共団体に温度差がある。

　我が国における 2022 年の脳死ドナーからの年間臓器提供件数は 93 例で、1997 年以降 2016 年 12 月末までに延べ 895 例の脳死下臓器提供及び 3,980 例の脳死下臓器移植が施行された（一人のドナーからの臓器提供で複数の臓器の移植が可能）。我が国における、脳死下臓器提供数は人口 100 万人あたり 0.06 件（旧移植法）から 0.62 件（改正移植法）へと増加はしているものの、欧米における脳死下臓器提供数（人口 100 万人あたり 35-40 件）には遠く及ばない。このため臓器不全で生命の危機にある患者は生体移植や渡航移植を余儀なくされ、他国に頼る我が国の姿勢は世界的に批判を受けてきた。

　一方、心停止後の臓器提供の歴史はより長く、我が国では、温阻血に比較的強いとされる腎臓と角膜を中心に心停止後の臓器提供が行われてきた。心停止後の臓器提供は脳死を経る必要はなく、手術室を持つ医療施設であれば可能であるが、その認知度は低く、現在の「臓器提供＝脳死」と

いう国民の理解もあいまって、我が国での心停止後臓器提供は激減している。我が国における心停止後臓器提供は、脳死となり得る状態を経て、計画的に生命維持装置による治療を終了し、心停止を待って臓器提供に至ることが多く、諸外国で施行されているように臓器保護対策を継続しつつドナーチームの到着を待ち臓器を摘出する方法とは異なっている。我が国で1997 年以降 2009 年までに行われた心停止後腎臓提供は 1023 例にも上り、改正法施行前までは年間 60-100 例程度と臓器提供の大多数を占めてきたが、2010 年の改正法施行以降激減し、2022 年の心停止後提供数は 15 例にとどまった。その結果、改正法施行後に脳死ドナーは増加しているものの、心停止ドナーが減少した分、臓器提供の全体数が減少するという奇妙な現象が起き、特に腎臓移植において、移植希望患者の待機期間が延長し問題視されている。移植先進国である欧米諸国においてもドナー不足は深刻な問題である。

　角膜移植における眼球提供に関する啓発活動や調査は、日本アイバンク協会と全国の都道府県にある 54 のアイバンクとの連携により進められている。角膜提供者数は、1997 年以降、1,000 人前後でほぼ横ばい状態であり、恒常的にドナー角膜不足の状態である。特に、COVID-19 感染症の影響で角膜提供者数が減少し、2021 年の角膜提供者数は 505 人、角膜移植者数は 814 人と 1997 年以降最も少ない移植者数であり、ドナー角膜不足が解消される傾向は見られない。近年、従来の角膜全層をすべて置換する方法から、必要な部分のみを移植する、より低侵襲な新しい角膜移植の術式（いわゆる角膜パーツ移植）が開発され、世界的に普及しつつある。このことにより、角膜移植の成績が向上するとともに、より軽度な患者へ角膜移植の適応が拡大しており、これまでにも増して、ドナー角膜の需要が増している。一方、世界的にも米国など一部を除きドナー角膜が圧倒的に不足していることが報告されている。

　臓器提供不足は経済的および国際的問題ともなりうることから、我が国において国民的議論を喚起すべき重要な課題である。例えば、令和 2 年度の我が国の医療費は、約 43 兆円である。内訳は 50% が保険料、38% が税

金による補填、12% が患者負担である。つまり、約 16 兆円の税金が医療費に使用されている。血液あるいは腹膜透析に要する費用は患者一人あたり年間約 600 万円である。現在、約 35 万人の患者が透析を受けている。つまり、透析に必要な医療費は年間約 2.1 兆円で、全医療費の 5% を占めている。さらに透析が必要な患者は毎年 1 万人ずつ増加すると試算されており、人工透析に必要な医療費は毎年 600 億円ずつ増加していく。一方、臓器移植は高額な医療という印象があるが、腎移植の医療費は初年度が一人あたり約 400 万円、2 年目以降は約 150 万円の医療費である。透析医療と移植医療、どちらが高額な医療かは明らかであろう。

3. 臓器移植法と脳死下臓器提供に関する諸問題

我が国では、年間 7 万人が脳死を経て心停止に至っていると概算されている。一方、脳死下臓器提供は増加しているとはいえ、年間 100 例前後である。この差はどこに起因するのであろうか。

我が国における脳死下臓器提供施設には、以下の条件が設けられている。1. 臓器摘出の場を提供する等のために必要な体制が確保されており、当該施設全体について、脳死した者の身体からの臓器摘出を行うことに関して合意が得られていること。なお、その際、施設内の倫理委員会等で臓器提供に関して承認が行われていること。2. 適正な脳死判定を行う体制があること。3. 救急医療等の関連分野において、高度の医療を行う施設であること（いわゆる 5 類型施設、表 4-4）。2023 年時点で上記いずれかの条件を満たす施設は全国に 895 施設あるが、臓器提供の体制が整っている施設数は全国で 436 施設にすぎない。

脳死ドナーの生前臓器提供意思表示が不明の場合、医療者側から臓器提供の説明をし（オプション提示）、

表 4-4　脳死下臓器提供可能施設

・大学附属病院
・日本救急医学会指導医指定施設
・日本脳神経外科学会基幹施設又は研修施設
・救命救急センター
・日本小児総合医療施設協議会の会員施設

ご家族の同意が得られれば、臓器提供は可能である。つまり、オプション提示により臓器提供は増加するが、我が国では提供施設および職員にオプション提示は義務化されていない。

　脳死判定は脳神経外科医、神経内科医、救急医、麻酔・蘇生科医・集中治療医又は小児科医であって、それぞれの学会専門医または学会認定医の資格を持ち、かつ脳死判定に関して豊富な経験を有し、しかも臓器移植に関わらない医師が 2 名以上で行う。臓器提供施設においては、脳死判定を行う者について、あらかじめ倫理委員会等において選定を行うとともに、選定された者の氏名、診療科目、専門医等の資格、経験年数等について、その情報の開示を求められた場合には、提示できるようにするものとする。このように脳死判定医の条件が厳しいため、脳死判定医 2 名のうち、1 名は非常勤でも可能と緩和された。それでも、臓器提供施設における脳死判定医の負担は甚大である。

　米国では、政府組織である CMS（Center for Medicare and Medicaid）の通達で、CMS から診療報酬を得るすべての病院はすべての死亡と死亡が差し迫った状態を OPO（Organ Procurement Organization）に報告しなければならない。報告を怠った場合、CMS からの診療報酬の支払いが停止される。これは、保険診療が不可能となることを意味している。さらに、施設に勤務する職員はオプション提示のトレーニングを受けることとされている。韓国でも全例報告制度が取り入れられ、脳死下臓器提供は著しく増加している。また、米国では脳死判定後の脳死患者の管理は OPO が行うなど、提供施設の主治医負担軽減も講じられている。また、臓器摘出手術をドナーが発生した病院ではなく、OPO が所有する臓器摘出専用の施設・手術室で行う取り組みが始まっている。

　時に新聞紙上で寄付を集めた子どもの渡航移植の記事を目にする。もちろん、移植が必要な病気で悩む患者さんには移植を受けて元気で帰ってきてほしいと思う。しかし、ここで大事なことが議論されずに忘れられている。日本人の子ども 1 人が米国で移植手術を受けた場合、移植の待機登録をしている米国人の子どもが 1 人移植のチャンスを失う。臓器によって

は、亡くなってしまうことになる。日本人が米国での移植を希望することで、米国における脳死患者の数が増えるわけではないからである。日本人のために自ら進んで脳死になる米国人はいない。臓器移植数が多い米国といえども、臓器不足は同様で、亡くなっていく子どもが年間何十人もいる。大きな駅前などで、渡航移植のために募金をしている様子を時に目にするが、これらの人たちが継続して臓器提供意思表示の啓発活動をしている姿を目にすることは皆無である。また、高校生あるいは大学生に渡航移植の新聞記事を読み、どう思うかと尋ねると、医療が遅れた日本から医療が進んだ米国などに行くのはしょうがない、といった寂しい答えが返ってくる。手前味噌だが、我が国における各臓器の移植後生存率は世界一である。これには術前あるいは術後に移植医療に携わる様々な職種の人たちの献身的努力があることを忘れないでほしい。2022年東京のNPO法人が仲介した渡航移植の実態が明るみに出た。患者がNPO法人に高額を支払い、NPO法人から中央アジアの途上国などの現地コーディネーターを通じて生体ドナー・現地医療機関に費用を支払い、日本人に肝臓あるいは腎臓移植が行われていた。医療体制や手続きには不透明な点が多く、手術後に患者が死亡したり重篤に陥ったケースもある。また移植が終了し、帰国後に診療拒否をされた事例もある。現在、渡航移植を取り締まる法律は臓器移植法以外になく、あっせん業の許可（許可されているのは、臓器移植ネットワークとアイバンクのみ）を得ていない状況での臓器移植のあっせんが違法とされている。このNPO法人の代表は脳死移植でのあっせんが臓器移植法違反として扱われ2023年に逮捕された。臓器移植法は生体移植に関して規定していないため、生体移植での事例は対象外とされた。

　募金の反対語は寄付である。寄付を英語で言うとdonation、臓器提供は英語でorgan donation。つまり、英語圏の人たちは、人生の最後に臓器を寄付する、といったニュアンスでorgan donationを捉えている。ちなみに、提供は「金品／技能などを相手に役立ててもらうために差し出すこと」「広告主がスポンサーとなって番組を視聴者に公開すること」で、寄付と提供は似ているようで、日本語のニュアンスが微妙に違う。なぜか、最初

に organ donation を臓器提供と翻訳してしまったことが、今に至るボタンの掛け違いの始まりではないだろうか。

　臓器移植・臓器提供には 4 つの権利がある。提供する権利、提供しない権利、移植を受ける権利、受けない権利である。何人もこの権利を強要することも否定することもできない。内閣府が令和 3 年に行った「臓器提供に対する意識調査」によると、臓器提供の意思表示をしていると答えた人の割合は全体の 10.2%。全体の 39.5% は脳死後または心停止後に臓器を提供したいと答えている。我々医師は、「臓器提供の意思表示」をしている患者さんがいた場合、その意思を尊重し、力を尽くすべきである。臓器提供及び移植医療への知識不足から来る意図的な不作為は避け、医療人として患者さんあるいはご家族の「臓器提供をしたい」という権利を尊重しなければならない。個人的に移植に嫌悪感を持つ医療関係者はいるであろう。しかし、オプション提示を意図的に行わず、ご家族の提供する権利を無視してはならないのである。手術すれば根治する可能性がある疾患の患者に対して、手術が個人的に嫌いな医師が、手術しない方がよいと勧め根治が得られず死に至り、訴訟になった場合、確実に訴訟に負けるであろう。自分の好悪に関わらず、目の前の患者さんおよびご家族に事実を淡々と伝えるのが、職業人としてのあるべき姿と考える。臓器提供により、脳死の患者が蘇生することはないが、国内のどこか、目前にはいない臓器移植を待っている患者さんが何人も救われること、医療人としてそれら患者さんの存在を常に念頭におく必要がある。

4.　今後の課題　医療者の教育・社会への啓発活動

　脳死とは呼吸を司る脳の部分を含めたすべての脳が不可逆的に障害された状態であり、人工呼吸器を装着し強制的に換気しなければ、数分のうちに脳死患者の心臓は停止する。全脳死に至った脳死患者は、約半数は 2 ～ 3 日後、70 ～ 80% は 1 週間で心停止に至る。つまり、脳死とは発達した医療の下で心臓が止まるまでの短期間あたかも生きているように見える状態

である。恐らく、医療関係者も含めて、医学の正しい知識を習得する前にマスメディアなどから事実と異なる情報を得てしまい、正しい知識の習得が妨げられている。米国あるいは欧州の国の中には、脳死状態の家族に臓器提供の意思がなければ、患者の人工呼吸器は外され、それで治療は終了とする国もある。集中治療室で人工呼吸管理をするだけで、我が国では毎日10万円以上の医療費が必要である。家族からできるだけのことをと希望されれば、さらに高額の薬剤などが使用されている。前述のごとく、我が国の医療費は年間40兆円を超えている。今後少子高齢化を迎える中で、増加の一途を辿ると予想される医療費の配分をどうするのか、税金からの補填には限界があり、国民皆保険制度の崩壊を招く前に、議論すべき重要な課題である。

　臓器提供施設に勤務する医師を含めた医療関係者への啓発活動が、潜在的脳死患者家族への働きかけを増加させ、結果として、脳死下臓器提供増加につながることが知られている。前述のごとく、臓器提供施設に勤務する医療関係者は、臓器提供希望の申し出に対して対応する責任があることを啓発する必要がある。令和4年度の医学教育モデル・コア・カリキュラムに移植医療・脳死への理解を求める項目が新たに追加された。地域社会への啓発活動としては、若い世代を中心に理想的には学校生活などで、脳死は不可逆的な死であること、重症心不全・呼吸不全・肝不全など脳死下臓器提供によってのみ救える患者がいることなど、正確な医学知識の教育・啓発活動が必要である。中学校道徳科の教科書に臓器移植の題材が取り上げられるようになり、若い世代から少しずつ知識が増えていくことが期待される。生物は遅かれ早かれ必ず死を迎えるのであり、これを正確に伝えることが若い世代の心理に悪影響を及ぼすとは考えにくい。行政の介入による改善が必要な問題と考える。市民にアンケートをとると、マスメディアを用いた啓発も効果的とする答えも多いが、未だに「脳死宣告から復活」など事実と異なる記事がマスメディアにより（意図的ではないかもしれないが）流されているのが現状である。

　2013年我が国で初めて6歳未満の児童からの脳死下臓器提供が行われ

た。公表されたご両親のコメントから抜粋する。「息子が誰かのからだの一部となって、長く生きてくれるのではないかと。そして、このようなことを成しとげる息子を誇りに思っています。私たちのとった行動がみなさまに正しく理解され、息子のことを長く記憶にとどめていただけるなら幸いです。そして、どうか皆様、私たち家族が普段通りの生活を送れるよう、そっと見守っていただきたくお願い申し上げます。」このコメントに2つの問題が内在している。一つは、ご両親のとった行動（お子さんの臓器提供）を正しく理解せず騒ぐ群衆の存在。ご家族が普段通りの生活が送れないのではないかと心配しなければならない、そっと見守らない群衆の存在。前述したが、臓器提供する権利は誰も侵害することはできず、法に定められた中で行った行為に対する批判があってはならない。6歳未満の臓器提供を決断されたご家族は誰かの身体の中でお子さんの臓器だけでも長生きしてほしいと希望されている。このドナーの腎臓は60歳代の患者さんに移植された。一方、心臓・肝臓はそれぞれ10歳代の患者さんに移植された。腎臓移植は平均待機期間が15年以上に及び、気持ちは分からないでもないが、ドナーのご家族のお気持ちを組んだ臓器分配のルール設定が必要である。ちなみに腎臓移植においても18歳未満の腎臓は18歳未満のレシピエントに優先的にあっせんされるようルールが改定された。

　カトリックは、ローマ教皇庁の諮問機関である科学アカデミーが1985年に脳死を人の死と結論し、臓器移植は「愛の行為」とした。ローマ法王、故ヨハネ・パウロ2世は1990年に「死後に自分の臓器を提供する行為は、キリスト教的な美しい愛の表現である。カトリック信者は積極的に臓器遺贈に協力すべきだ」と語っている。このためか、カトリック教徒が多いスペインなどでは presumed consent（推定同意、臓器提供拒否の意思表示がなければ、臓器摘出可能）による臓器提供同意方法が行われている。我が国で、そのままの形で受け入れが可能か否か議論を尽くすべきであるが、意思表示法の presumed consent への変更を可能とする臓器移植法の改訂は臓器提供数の顕著な増加に寄与すると考えられる。

　潜在的脳死患者に対する実際の提供者数の増加対策として、病院内臓

器提供に至るプロセスを分析、臓器提供に至らなかった原因を明確にすることが必要である。また、医療の質評価指標への臓器提供に至る体制評価の導入、我が国のすべての臓器提供施設が同質の臓器提供を達成できるシステムの構築が求められる。さらに、オプション呈示数（率）を臨床研修病院および専門医修練施設の必須要件にするなどの対策を講じる必要がある。臓器提供の提案・意思表示を行いやすい状況を作り得るために移植コーディネーター育成は重要である。潜在的ドナーの脳死宣告前に移植コーディネーターが家族への説明に介入した場合は、臓器提供の承諾を得られる割合が多いとされている。育成プログラムによる移植コーディネーターの質的および量的充実が必要である。

　脳死下臓器提供が増加しない最大の原因は、潜在的ドナーが発生しても顕在化せず、脳死下臓器提供のオプション提示がなされないことにあると考える。したがって、諸外国で既に実施されているように、潜在的ドナーの全例報告制度または登録の義務化が必要と考える。しかし、現状では現場の負担増加につながるのみであり、何らかの経済的な補助が必要である。

　潜在的ドナーが発生した際の相談窓口として、院内コーディネーターの存在が必須である。臓器提供施設に病床数など規模に応じた院内コーディネーターを適正人数配置し、それに対し保険点数の付与を行うことを明文化することが望まれる。

　主治医の負担軽減のためには、脳死下臓器提供の承諾が得られた後は、臓器移植ネットワークから派遣された専門職などが全身管理を行うのが望ましい。米国では、脳死判定後の脳死患者の管理はOPOが行い、主治医は関与する必要がないといった提供施設の主治医負担軽減が講じられている。現状では、提供施設の主治医は、提供後に多量の書類を記載し、提出する必要がある。この作業は明らかに主治医および提供施設の精神的・肉体的負担となっており、書類の簡素化あるいは専門職による書類作製を可能にすべきである。

　脳死下臓器提供に関しては、各臓器40万円の脳死臓器提供管理料に加え、採取術に対し診療報酬（心臓627,200円、肺632,000円、肝臓86,7000

円など）が算定されている。潜在的ドナーの報告後、脳死下臓器提供に至らない場合も、全身管理や脳死判定などについて管理料を設定することが望ましいと考える。

　表4-1に示すごとく、現在、心・肺・肝・膵・小腸移植の際のレシピエントの選択には、脳死下臓器提供と移植施設の地域性については規定が無い。例えば北海道で脳死下臓器提供があっても、その臓器が九州地方で移植されること、あるいはその逆の場合もあり、冷保存時間延長（ドナー体内で各臓器の血流遮断後、氷で冷やした臓器保存液から、レシピエントに移植されるために臓器が取り出されるまでの時間）の一因にもなっている。冷保存時間延長は移植成績の低下につながっているとの研究成果も報告されている。脳死下臓器提供を行った地域（関東地方や関西地方など）の移植施設に優先的にその臓器を配分すれば、冷保存時間の短縮による臓器移植の成績向上、各地域における脳死下臓器提供の啓発活性化などにつながると考えられる。このリージョナル制（ドナー発生地域のレシピエントに優先的に臓器が移植されること）の導入には、医療の公平性に欠けるという考えもあれば、臓器提供が少ない地域・施設に臓器が配分されているという悪平等の改善につながるという考えもある。米国は、国土が広いため、超緊急で移植が必要な一部の疾患を除外し、各臓器でリージョナル制度が取り入れられている。

　多くの病院において患者の入院時に脳死下臓器提供に対する意思は確認されておらず、潜在的ドナーになった後に、家族に意思確認がなされている。この意思確認が、直前まで治療を行っていた主治医には困難との声をよく聞く。改善策に医療メディエーター制度、院内コーディネーターの設置などが挙げられる。事務的にすべての入院患者に脳死下臓器提供に対する意思を事前に確認すると、潜在的ドナーへの対応が円滑に進むと考えられる。全患者の入院時に、本人または家族に対し、入院中に脳死となった場合の臓器提供の意思を書面で確認する、あるいは免許証や保険証などでの意思表示の有無をあくまで事務的に確認する。現在は脳死下臓器提供施設の多くで電子カルテが導入されているので、カルテの決められた場所に

明示することで、全職員による臓器提供の意思確認が可能である。

　前述のごとく、5類型施設以外での脳死下臓器提供は認められていない。脳死下臓器提供認定施設の範囲を5類型施設から拡大する努力、提供施設への搬送の許可、将来的には米国のように臓器移植ネットワークが運営する臓器提出施設の建設なども望ましいと考える。

　15歳以上では、臓器提供の意思表示が可能であり、成人と同様に臓器提供啓発を行う施作を講じる必要がある。現状のように生体移植あるいは渡航移植に頼るのではなく、小児脳死下臓器移植登録患者数の増加を図る必要がある。肝臓では分割肝移植（一つの臓器を二人に）を推進するための条件整備も進められている。小児脳死下臓器移植のさらなる発展のためには解決すべき問題は多い。18歳未満の小児から脳死下臓器提供を行うためには、虐待を除外する必要がある。虐待例の除外は提供施設において大変困難な作業である。「虐待が行われていた・行われていた疑い」という表現では、過去の虐待歴をどこまで、どの程度の精度で調査するかの明示はない。臓器移植法における児童虐待の診断定義は、どこに依存しているのか、医学的診断のみでよいのか、刑事診断なのか、社会診断なのか、も明らかにされていない。このような現状の改善のため、令和4年7月より「通常の診療の過程において、院内体制の下で児童虐待の防止等に関する法律（平成12年法律第82号）第6条第1項の規定による通告を行わない場合は、臓器の摘出を行って差し支えない」とされた。また、提供施設から関連機関（児童相談所、警察等）への情報照会と速やかな回答システムの（特に週末における）公的体制、虐待診断・除外判断支援のための専門家による公的診断支援チームなどが必要であろう。小児死亡の全例報告に向けた第三者機関の設置が進められている。小児死亡の詳細かつ真の原因を解析することは、小児死亡の予防、ひいては小児死亡の可能性を最大限低下させることにつながり、また小児虐待を除外する方策を確立することにつながると考えられる。

　心停止後臓器提供の増加に向けた対策も急務である。脳幹反射が消失

していておらず脳死とは判定されない場合でも、心停止後に臓器提供を行うことができることを、一般市民のみならず医療従事者、特に救急医療に携わる医療従事者に周知する必要がある。そのような状況での臓器提供を実行するためには、心停止の前に担当医などによるドナーカードの所持確認と家族へ臓器提供のオプションを提示する必要がある。救急医療現場における担当医がまず動かなければ心停止ドナーは増加しないため、啓発活動は極めて重要である。欧州の一部の国では、救急搬送されたものの蘇生不成功例や来院時心停止例に対して、家族からの同意を得るのと同時に、ドナーの適格基準を満たす場合は、臓器摘出を前提に臓器の温阻血防止のための処置を行っている。具体的には、大腿動静脈にカニュレーションを行い膜型体外循環に接続、さらに施設によっては、胸腔・腹腔にドレーンを留置し、冷却した組織保護液を注入することで温阻血進行の抑制に努めている。死亡確認の後も、上述の臓器保護対策を継続しつつ可及的早急に臓器を摘出して移植に使用している。我が国では脳死下臓器提供しか行われていない心臓・肺・肝臓でも移植前に体外灌流装置を用いてその機能を再評価し、使用可能となることがある。このような臓器保護技術の進歩により、近年では来院時心停止ドナーからの腎移植の成績は、脳死ドナーとほぼ同等と報告されている。我が国でもドナー不足解消につながる対策の一つであると考えるが、それには救急医療の従事者とのすり合わせが必要となる。

参考資料

1. 日本学術会議　2017 年提言　我が国における臓器移植の体制整備と再生医療の推進
   http://www.scj.go.jp/ja/info/kohyo/pdf/kohyo-23-t252-3.pdf
2. 吉開俊一『移植医療　臓器提供の真実』文芸社、2013
3. 「臓器の移植に関する法律」の運用に関する指針（ガイドライン）
   http://www.mhlw.go.jp/bunya/kenkou/zouki_ishoku/hourei.html
4. 日本臓器移植ネットワーク　https://www.jotnw.or.jp
5. Brännström M, et al. Livebirth after uterus transplantation. Lancet. 2015; 385: 607-616.
6. 山内一也『異種移植』みすず書房、2022

第 **5** 章

医学・生命科学研究における動物実験の倫理

　一般に生命倫理学は人間を中心に考察する学問分野であるが、動物倫理学 Animal ethics は人間と動物の関係における倫理学であり、その倫理的扱いの議論は人間中心のものではないという特徴がある。そこで本章では医学・生命科学研究に関わる動物倫理について俯瞰することにする。ただし動物倫理学で扱う「動物（主として人間以外の脊椎動物）」は、実験動物、畜産動物や動物園動物などが幅広く対象となるため、この章では特に動物を用いる実験、すなわち動物実験の倫理についてのみ触れることとする。なお、畜産動物や狩猟動物など他の動物の議論に関しては成書を参考にされたい。

　医薬品・農薬・食品添加物の開発においては、薬効、有効性や安全性の確認のために動物実験が行われ、法的にも毒性試験、生殖発生毒性試験などの項目が必要とされている。このように動物実験は、科学・医療の進歩や安全性の確保を目的として行われるが、この実験で得られる実験動物自身の幸福や利益は皆無とも言える。多くの人々は、科学や医学の進歩のためとして、動物実験を積極的に肯定はせずとも必要悪として許容していると思われる。しかし動物の権利を主張する人々は、人間への利益の有無に関わらず動物の利用自体に反対しているのであり、容易に妥協点が見いだせないことからも、医学・生命科学研究者たちは倫理的なジレンマに直面するのである。

　本章では、医学・生命科学分野における動物実験の倫理的側面に焦点

を当て、その歴史的経緯を通して、動物実験の現状、主要な論点を概観する。現状では、動物権利論者の求める「人間による動物利用の完全な廃止」は現実的とは思えないが、彼らの論理も踏まえながら動物実験の必要性と倫理的問題点をバランス良く理解し、今後の科学研究における適切な方向性を模索することは必要である。

1. 医学・生命科学研究分野における動物倫理

（1） 動物倫理学 Animal ethics とは

　倫理学は哲学の重要な分野の一つであり、規範倫理学、メタ倫理学、そして応用倫理学の三つに大きく分けられる。動物倫理学は、応用倫理学の領域に属し、人間と動物との関係における道徳的、倫理的問題を探求するものである。これには、人間が動物に対してどのように行動すべきか、動物にどのような権利を認めるべきか、動物の扱いに必要な制限や配慮は何か、といった問題が含まれている。

　20 世紀半ばから始まった生命倫理学 Bioethics は、医学や生命科学の進歩に伴う倫理的問題を扱いながら発展してきた。当初、医療倫理が主題であったこの学問は、1970 年代に入るとバイオテクノロジー、ヒトクローン、遺伝子治療などの生命工学分野にまで拡大していった。1960 年代〜1970 年代になると、公民権運動や女性解放運動、工場畜産への反対運動の議論が活発化したことに伴い、動物解放や動物権利に関する議論も注目を集めるようになっていった。この過程で、研究分野・製薬企業などにおける動物実験が問題視されるようになっていったのである。つまり科学研究における動物実験のあり方は、研究者側からの自発的な問題提起というよりは、動物解放活動家や動物権利論者の抗議活動から動物倫理学の議論の中心に据えられていったのである。

　これまで動物実験は生命倫理学の一領域というよりも、独立した動物倫理学の問題として議論されてきたため、動物実験が人間に対して有する利益云々といった議論ではなく、そもそも人間が動物を利用してよいという

根拠はどこあるのか、という議論がなされてきた。

　そのために研究者が動物実験のメリットをいくら説明しても、あるいは実験動物の福祉的な使用法を提案しても、そもそも動物解放論者、特に動物権利論者が人間による動物の利用を認めていないため、議論がまったく噛み合わないのである。

（2） 動物愛護、動物福祉、動物権利の違い

　日本における動物愛護は、一般に「動物を愛し、護る」という概念として捉えられ、その本質は人間が動物を守る主体であり、動物を客体とする関係性に基づいている。この関係性は、動物に対する愛護の精神が人間から動物へと向けられる一方的なものであり、双方が等しい立場にあるわけではないことを示している。

　愛護という用語の英訳には、直接的な対応語が存在せず、protection、kind treatment、be kind to animals などの表現が近似されるものの、いずれも日本語の持つニュアンスを完全には捉えきれてはいない。法的文脈では、現行の「動物の愛護及び管理に関する法律」（いわゆる動物愛護管理法）が「Act on Welfare and Management of Animals」と翻訳され、これは動物福祉と管理を包括する法律と解釈される。

　昭和 48 年に制定された日本初の動物保護に関する法律、「動物の保護及び管理に関する法律」の英訳は「Act on Protection and Management of Animals」とされており、日本語の「保護」を単純に protection と訳していたことになる。

　愛護の概念自体に関して法律文では具体的な内容の明記がなく、一般的には不必要な苦痛や虐待から動物を守ること、特にペットや家畜の適切な扱いを含むとされている。動物愛護は、あくまでも人間が動物を保護し、不当な扱いで苦しめられることを防ぐことである。

　次に動物福祉（Animal welfare）であるが、この考えは主に家畜に対して用いられることが多い。人間による動物の利用は許容した上で、その動物の福祉、つまり生活の質（Quality of life；QOL）を最大限に考慮するべ

きであるという考えである。これには、動物の飼育スペースの確保やより良い環境の提供、苦痛やストレスの軽減などが含まれる。動物福祉では、動物利用は避けられないものという前提のもと、その飼育環境を改善し、人道的な飼育を行うという発想である。

　そして動物権利（Animal rights）は、人間と同様に動物も自己の利益のための基本的権利を持っていると考える概念である。この考えでは、動物も人間と同様に苦痛を感じる存在であるため、その苦痛を排除しなければならないとされる。この観点からは、動物実験や工場畜産、動物園での飼育など、動物に苦痛を与える行為全般に反対の立場が取られることになる。

　医学・生命科学研究における動物実験は、これら三つの観点から異なる解釈を受けており、研究においては動物愛護に基づく実験動物福祉の観点から適切な対応が求められている。

（3）　医学・生命科学研究分野における動物実験
1）　動物を用いる研究の歴史的背景 ― 古代から近代まで ―

　まずは古代から現在に至るまでに動物を用いた研究、特に生物医学研究における動物実験がどのような目的で実施されていったのか、さらに動物解放運動や動物権利論に始まる動物倫理学発展とその背景にある思想の変化について歴史的経緯を追ってみたい。

　原始人類が狩猟や採取により食料を得ていた時代、動物の命を奪うことには何の制限や制約も存在しなかった。そして文明の発達とともに、人間は動物を食料としてだけではなく、家畜化により農耕や役用のためにも利用するようになった。

　古代文明が発達し、自然科学や医学が発達していく中で、解剖学や生理学研究のために動物の生体解剖が行われるようになった。例えば古代ギリシアでは人体解剖が禁止されていたため、体内の構造を理解するために動物の生体解剖が行われており、クロトンのアルクマイオン、プラクサゴラス、アリストテレス、エラシストラトス、ヘロフィロスなどが動物の生体

解剖を行った人物として記録されている。

アリストテレスは『政治学』において人間だけが理性を持つとし、「人間が生物としては最も完全であり、一切の動植物は人間のために創られている」とした上で、「家畜や野生動物は人間のために存在しているのであるから、これらの動物を捕獲することは正当である」と主張している。

2～3世紀頃、ローマの外科医で医学者でもあったガレノスは主に動物の解剖を通じて、解剖学・生理学を体系的にまとめ、膨大な著書を遺している。当時のローマ法も人体解剖を禁止していたため、ガレノスは動物の解剖を通じて人体の解剖学知識や生理学的知識を補完していたのである。例えば生きている豚の喉の神経（反回神経）を切断したところ、鳴き声（発声）を制御できたことから、声が脳に支配されていることを明らかにしている。一方で、動物の解剖学に基づく知識が多いため、人間の解剖学とは異なる点や誤りが多数あった。

キリスト教が広まった古代から中世にかけてのヨーロッパでは、人体解剖が厳しく制限されていた。中世初期までは豚や猿などの動物を用いた生体解剖も行われていたが、徐々に廃れていき、その後の中世ヨーロッパの医学には大きな発展は見られなかった。

13世紀の神学者トマス・アクィナスは『神学大全』（1268年）において、人間が動物を利用することは神的な秩序として許されているとし、聖書に依拠すれば動物は理性を持っていないので慈悲の対象にはならないと述べている。ただしトマスは、動物に対する虐待は非難しており、その理由は虐待行為が人間を残忍な感情や行動に導く可能性があると考えたためであった。

一方で、当時としては例外的な思想ではあるが、カトリックの中でもフランシスコ会の創始者であるサン・フランチェスコ（アッシジのフランチェスコ）は、動物も神の保護を受けるものと考えていた。

つまりキリスト教の動物観とは、キリスト教自体に動物愛護思想がないのではなく、時代毎に聖書をどのように解釈するかによって、その考え方が変わる可能性があるということである（川上、2006）。

　14 世紀のイタリアで始まったルネサンスでは、古典となった文学や芸術を復興させようという文化運動が行われたが、15 ～ 16 世紀には医学でも中世スコラ医学から古典医学に還ろうという運動が生じた。

　14 世紀になると人間の死体解剖がわずかではあるが許可されるようになり、記録上ではボローニャ大学のモンディーノ・デ・ルッツィが 1315 年にヨーロッパで最初の死体解剖を行っている。パドヴァ大学の解剖学講師アンドレアス・ヴェサリウスも人体解剖の観察から詳細な解剖図を含む『人体構造論』（通称「ファブリカ」）という解剖学の大著を出版している。ヴェサリウスは『人体構造論』の中において、動物実験により得られた知見が中心であったガレノスの数々の誤りを指摘している。

　17 世紀後半からの「啓蒙時代」として知られる時期には、動物に対する生理学的実験が行われるようになっていった。この時期に動物実験を行った生理学者として、最も注目すべき人物はウィリアム・ハーベーであろう。近代実験科学の創始者の一人とも言うべきハーベーは、1628 年に出版した『動物の心臓ならびに血液の運動に関する解剖学的研究』の中で、当時としては驚くほど正確な血液循環と心臓機能の理論を提示した。この研究では動物実験の結果を用いて数学的、物理的解釈を行い、ガレノスの生理学理論を葬り去ったのである。

　ルネ・デカルトは『方法序説』（1637 年）において、動物には魂がなく単に部品を集めた機械のようなものだと表現し、同時代の人々に大いに批判された。デカルト自身もハーベーの影響を受け、実際に犬を使った生体解剖を行っている。その後、デカルトの機械論は生体解剖や残忍な動物実験を正当化するための説明として科学者たちに繰り返し引用されていったのである（ただしこの時代は人間も含めて、まだ麻酔が利用されていない時代ではあった）。

　また同時代の他の哲学者では、バールーフ・デ・スピノザは動物が感覚を持つことを否定しないが、人間は好きなように動物を使え、人間に最も適した方法で扱ってよいと考えていた。その一方で、ジョン・ロックは動物も感覚を持つと認識しており、子どもたちが他人に対して残忍な行為を

行わないようにするためには、あらゆる生物の殺害や虐待を嫌悪するように育てるべきだと主張している。

18世紀になると、イマヌエル・カントはデカルトの機械論的な見解を拒否して、他の動物も感覚を持っていると考えた。しかし、人間の尊厳という概念を他の動物種にまで拡張することはせず、人間は人間以外の存在に対して直接的な義務を負うことはないと述べている。ただし、カントは動物に対する暴力を否定しており、理由として道徳的感情が失われてしまうためと述べている。

この当時は動物への虐待も日常的に見られ、奴隷が市場で売買され、女性蔑視が普通であった時代である。そのような中で、動物の道徳的地位を確立するための倫理的視点はまだ認識されるような時代ではなかったと言える。

ただし、少しずつではあるが、動物にも苦痛を感じる能力があり、人間と同様に保護を与えるべきだと主張するものも現れ始めた。英国国教会の聖職者ハンフリー・プリマットは『動物に対する慈悲の義務と残酷行為の罪（A Dissertation on the Duty of Mercy and Sin of Cruelty to Brute Animals)』（1776年）において、すべての動物は神によって創造されたのであるから人道的な扱いを受けるべきであり、人間が動物に苦痛を与える権利はないと述べている。

さらにイギリスの哲学者で法学者のジェレミー・ベンサムは『道徳および立法の諸原理序説』（1789年）において、動物も人間と同じように苦痛を感じる能力があり、道徳的配慮が必要、つまり法律での保護対象であると述べている。彼の考え方として有名なものに、「問題は彼ら（動物）が理性を持っているかどうか、話すことができるかどうかではない。苦しむことができるかどうかなのである。」というものがある。一方で、功利主義者であるベンサムとしては、不必要に苦しめなければ動物を研究や食用に利用すること自体、人間に利益をもたらすものであるため反対はできなかった。

動物実験の残忍性が一段と強くなるのは、19世紀にフランスのコレー

ジュ・ド・フランスの正教授ならびに科学アカデミーのメンバーとなった生理学者フランソワ・マジャンディが積極的に動物実験を行うようになってからである。マジャンディの実験は、そのあまりの残酷さに同時代の人びとからも非難を浴びるほどであった。弟子であるクロード・ベルナールも、マジャンディの教えを受け継ぎ、生理学実

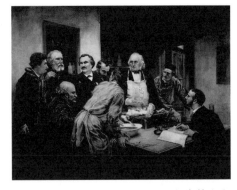

図 5-1　クロード・ベルナールと生徒たち
(Claude Bernard and pupils)
(https://wellcomeimages.org/indexplus/obf_images/61/07/18a1036469adc381709b30f3bf16.jpg)

験のための生体解剖を積極的に実施した（図 5-1）。彼は『実験医学序説』（1865 年）の中で、我々には家畜や食用として動物を用いる権利があるように、動物に対して実験したり生体解剖をしたりする権利があると思う、と述べており、人間の利益のために行う動物実験は許されると考えていた（しかし、彼の妻と娘はこの考えに反対であり、動物実験反対のための運動に身を投じている）。

　フランスでマジャンディらによる生体実験が活発に行われていた頃、イギリスではフランスの実験生理学に対する嫌悪感が醸成されつつあった。特に 1824 年にマジャンディがロンドンで行った公開実験はその残虐さとエンタテインメント性から、とても医学研究とは認められない内容であり、連合王国議会のアイルランド議員、リチャード・マーチンによって公然と批判されることとなった。マーチンは 1822 年に世界に先駆けて動物虐待防止法である「家畜の残虐で不適切な取扱いを禁止する法律」（通称マーチン法）を制定させた動物虐待反対派であり、Humanity Dick（人道的なディック）というニックネームで呼ばれていた人物である。

　イギリスでは 1824 年に、世界最初の動物虐待防止協会（Society for the Prevention of Cruelty to Animals；SPCA）が設立された。その後、1840

年にはヴィクトリア女王の支持を得て王立動物虐待防止協会（The Royal Society for the Prevention of Cruelty to Animals；RSPCA）となり、現在、世界最大の動物虐待防止協会へと発展している。

同時に、このような運動に影響を与えたのがチャールズ・ダーウィンである。著書の『種の起源』（1859年）と『人間の由来』（1871年）では、動物と人間の祖先の共通性や進化の連続性が示され、動物にも知性や感情があることを一般に広く認識させた。

この頃のイギリスでは両院議会で生体解剖に対する大きな反対の議論があり、ヴィクトリア女王も生体解剖には反対であった。そこで1875年7月に政府は王立生体解剖委員会を設立し、生体解剖を規制する法律制定のための調査を行った。そして1876年には、すでに制定されていた動物虐待防止法（Protection for Cruelty to Animal Act 1849）を改正し、動物実験の実施を制限するライセンス制と罰則規定の導入に至ったのである。

しかしながら、フランシス・パワー・コッブの設立した全国動物実験反対協会（National Anti-Vivisection Society；NAVS）は、ライセンス認定の不透明性を理由に動物虐待防止法を批判した。1986年に法改正が行われるまでこの法律は据え置かれたままであり、いわゆるザル法であるとも言えた。

ようやくフランスでも動物実験に反対する運動が始まり、1883年にはフランス生体解剖反対協会が設立されたが、同じ頃にはルイ・パスツールが狂犬病ワクチンを開発するなど、動物実験の成果が人類に貢献することが期待されてきており、表立っての動物実験反対運動は下火になっていった。さらに20世紀初頭になると第一次世界大戦、第二次世界大戦といった大規模な戦争と世界恐慌の中で、科学・医学の進展、大規模な工業畜産の発展などが優先され、動物実験や動物福祉への議論はほとんど進展が見られなくなった。

2）　第二次世界大戦における人体実験への反省と戦後の動物実験への影響

1945年11月、ナチス・ドイツの降伏後に開かれた国際軍事裁判（ニュルンベルク裁判）では、初めて「人道に対する罪」が戦争犯罪と規定さ

れた。戦時下のナチス・ドイツが行った T4 計画やダッハウ収容所での人体実験は、米国によるニュルンベルク継続裁判（医師裁判）において審理されたが、この裁判は被告のほとんどが医師という特異な裁判であった。そして、この裁判は、戦時中に医学あるいは科学の名のもとに医師たちが行った人体実験の罪を裁くための法廷であった。

　この医師裁判の判決において、ニュルンベルク綱領と呼ばれる「許容されうる医学（人体）実験」の倫理的基準が明記された。ニュルンベルク綱領の詳細は他頁に譲るとして、その綱領では「医学実験は動物実験の結果および疾病の自然経過についての知識、研究における他の問題に関する知識に基づいて計画され、予想される結果が実験の正当性を保証できるものでなくてはならない」と記されており、動物実験についても言及されている。ニュルンベルク綱領自体が、非人道的な人体実験を制限するために策定されたものであることから、人体実験の事前準備として動物実験の実施を認めていることに、当時の社会情勢からみても違和感はない。

　このニュルンベルク綱領を受けて、世界医師会（WMA）が 1964 年にフィンランドのヘルシンキで開催した第 18 回世界医師会総会で採択されたのが「WMA ヘルシンキ宣言　人間を対象とする医学研究の倫理的原則」である。

　最初に採択された 1964 年版では、基本原則に「臨床研究は、医学研究を正当化する倫理的および科学的原則に従わなければならず、実験室や動物での実験、または他の科学的に確立された事実に基づくべきである。」と明記されている。

　1975 年版から 2004 年版までの改訂では概ね同じ内容となっており、「人間を対象とする生物医学研究は、一般的に受け入れられている科学的原則に従う必要があり、適切に実施された実験室および動物での実験、そして科学的文献の十分な知識に基づくべきである。」と改訂され、「適切に実施された」の文言が加わっている。

　さらに 2008 年版では最後に、「研究に使用される動物の福祉は尊重されなければならない。」と、実験動物への福祉的な配慮の文言が加筆されて

いる。現行のヘルシンキ宣言は2013年の第64回総会で改訂されたものであり、「人間を対象とする医学研究は、科学的文献の十分な知識、その他関連する情報源および適切な研究室での実験ならびに必要に応じた動物実験に基づき、一般に認知された科学的諸原則に従わなければならない。研究に使用される動物の福祉は尊重されなければならない。」と、ここでも引き続き動物福祉への配慮が明記されている。

しかし、ヘルシンキ宣言で述べられている配慮はあくまでも動物の福祉（the welfare of animals）であり、医学研究の発展や進歩に寄与するための適正な動物実験を妨げるものではなかった。

ヘルシンキ宣言の序文にもあるように、この宣言は人間を対象とした医学的研究の倫理的原則であり、あくまでも医学研究に関与する医師や医師以外の人々に対して宣言の順守を推奨するものであり、拘束力はないものである。しかしながら、現在の医学研究において、このヘルシンキ宣言を無視した研究は社会的に容認されるものではなく、医学研究者の倫理規範として重要な役割を果たしていると言える。繰り返しになるが、あくまでもヘルシンキ宣言は、第二次世界大戦中の非人道的な人体実験の反省をもとに、適切な医学研究を推進することを目的としたものであり、動物実験を規制するために策定されているものではない。

3）　戦後の動物実験への取り組み ── 自主的な規制の検討 ──

少し時間を遡るが、1929年、イギリスの動物福祉活動家であり作家であるチャールズ・ヒュームによってロンドン大学動物福祉協会（University of London Animal Welfare Society；ULAWS）が設立された。その後、学術機関の間での支持も拡大したため、この協会は「動物福祉のための大学連合」（Universities Federation for Animal Welfare；UFAW）へと変更された。UFAW は、科学研究に基づいて動物福祉を理解、向上させる方法を探求している機関である。

1954年、ヒュームの希望により、人道的な動物実験技術の開発に援助が行われ、その報告書が中心となって出版されたのが『人道的な実験技術の原理』（1958年）である。この中でウィリアム・ラッセルとレックス・バー

チが動物実験に利用される動物の福祉に関する基本的な考えとして「3つ
のR」の原則（3R原則）を紹介した。なお、この原則が研究者側から提案
された実験動物の福祉原則であることは大変重要である。この3つのRと
は「代替（Replacement）」「削減（Reduction）」「洗練（Refinement）」の
ことであり、動物実験を計画する際に考えるべき基本的な理念となるが、
公表当時はそれほどの反響がなかったようである。

1985年に国際医学団体協議会（Council for International Organization
of Medical Sciences；CIMOS）は、「動物を用いる生物医学研究に関する
国際原則」を発表し、3R原則を11か条に具体化して公表したことで広く
普及することとなった。現在では世界各国で法律や規則の中に3R原則を
取り込んでおり、日本でも2005年の動物愛護管理法の改正で第41条にそ
の内容が反映されるようになっている

3R原則の内容は以下のとおりである。
「代替（Replacement）」：脊椎動物ではなく昆虫や線虫を用いたり、培養
　　　　　　　　　　　　細胞などに置き換えることである。
「削減（reduction）」　：実験計画を十分に検討し、実験に用いる動物の
　　　　　　　　　　　　数を最小限にまで減らすことである。
「洗練（Refinement）」　：実験手技を向上させることで動物への苦痛やス
　　　　　　　　　　　　トレスを軽減させることや、適切な麻酔薬や鎮
　　　　　　　　　　　　痛薬を利用することで疼痛を減らすことなどで
　　　　　　　　　　　　ある。

前述のように、現在では多くの国が3R原則の遵守を義務付けており、
特に日本やアメリカでは動物実験への福祉的配慮としては3Rが中心と
なっているが、最近の英国を中心としたヨーロッパ諸国では、3Rよりも
さらに厳しい条件を要求する傾向になりつつある。

4) 1970年代からの動物解放運動

　1970年代にオーストラリアの哲学者ピーター・シンガーが『動物の解放』（1975年）のなかで、動物と人間を区別することは人種差別や女性差別と同様の「種差別 speciesism」であるという考えを紹介した。

　「種差別」自体は1973年にイギリスの作家で心理学者、動物愛護活動家のリチャード・ライダーが創作した用語であり、動物倫理学の分野では重要な議論の主題でもある。種差別とは、生物種が異なるだけで人間と他の生物の扱い方が変わるのは差別なのではないか、という考え方であり、1960年代に盛んになった人種差別 racism や女性差別 sexism に対する運動の影響から、動物の種による差別を種差別 speciesism と表現したものである。種差別は人間中心的な考え方であり、他の動物種への倫理的配慮を排除あるいは軽視し、人間が動物を利用することへの正当化の根拠として用いられることが特徴である。

　種差別は人種差別や性差別の延長線上にあると考えられ、もし人間と動物は種が違うのだから差別が許されると考えるならば、白人が有色人種を差別することや、男性が女性を差別することも認めざるを得なくなるため、種差別の正当性を主張することは困難となる。

　このようなシンガーの考え方に共感した人々の中に、動物への差別をなくし動物を解放すべきであるという運動が広がっていったのである。この「動物解放論」（animal liberation）は、主に動物実験や工場畜産により虐待されている動物の解放を目指す運動ではあるが、根幹となる思想は単純ではなく、大きく2つの系統に分類される。

　その1つが、シンガーの考える種差別と功利主義に基づく思想である。すでに述べたように、種差別は種の違いだけで他の動物に対する道徳的配慮を否定することは認められないという考え方であり、特に苦痛を感じる能力を持つ生物は道徳的配慮の対象に含むべきと主張している。シンガーは動物の「権利」という概念は用いずに、功利主義の立ち位置で議論を進めていることが特徴である。

　シンガーの思想は功利主義、特に選好功利主義の立場に基づいている。

選好功利主義では、個人の欲求といった選好によって行動の倫理的価値が決定されるため、この関係者の選好を平等に配慮した上で最大にすることが正しい行為とされる。シンガーは考慮すべき関係者は人間だけでなく「感覚を持つ存在」（sentient beings）としており、感覚、特に苦痛を感じる能力を持つ動物も含まれるとしている。つまり、人間だけでなく苦痛を感じる動物の両者を選好対象とした場合、最大幸福を得るためには動物を虐待する行為は認められず、動物実験や工場畜産は廃止するしかないという立場を取ることになる。

　しかしシンガーは、この考え方を人間にも平等にあてはめ、重い障害を持ち苦痛に苦しむ新生児は積極的安楽死の対象になると述べ批判を浴びている。

　2つめの考え方が哲学者トム・レーガンの唱える動物の権利（animal rights）である。レーガンは、その著書である『The Case for Animal Rights』（1983年）の中で、動物は「生の主体」として価値や権利を有していると主張している。そのため人間以外の生物でも、生の主体であれば人間と同等の基本的権利を有しており、特に苦痛から逃れる権利や生命を尊重される権利がそこに含まれるとしている。シンガーと異なりレーガンの主張では「生の主体」とみなされる生物はすべて人間と同等の権利を有すると考えるため、意識や感覚、認識力の有無などに拠らず権利を有していると判断される。このレーガンの唱える権利論に対抗できる論理は現状では提唱されておらず、動物実験や工場畜産廃止の根拠として多くの動物解放運動家に影響を与えている考え方でもある。

　ただしレーガンの主張するように動物の権利を認めた場合、ペットなどの伴侶動物の所有や飼育も動物の権利を侵害していることになるため、一般の人びとに容易に受け入れられる考え方とは言えない。

5）　動物解放運動に対する世界医師会の反応

　戦後の1970年代頃から再び動物実験への反対運動が活発化したこともあり、1989年9月には、「生物医学研究における動物の使用に関するWMAの声明」が第41回世界医師会総会で採択された。なお現在この声

明は 2016 年の 4 月の改訂が最新版となっている。

　この声明の前文では生物医学研究が、過激な動物権利活動家の運動によって脅かされていることが冒頭に述べられている。その手法もロビー活動、資金調達、プロパガンダ、誤った情報によるキャンペーンから研究施設や研究者個人への暴力的な攻撃まで幅広い手法が用いられていることが記されている。このことからもヘルシンキ宣言の 1975 年版から 10 年程度の間に動物実験を取り巻く環境は大きく変貌し、医学のため、人類のためというだけで無節操な動物実験が許容される時代ではなくなってきたことが窺える。

　一方、この声明では動物権利運動家を非難するだけでなく、研究者側にも動物の人道的な扱いや、適切な規制が必要であり、医学研究に使われる動物の権利と研究従事者の義務を明確にする必要があるともしている。

　この声明の中で世界医師会の掲げる 9 つの原則の概要は以下の通りである。

1. 生物医学研究の継続的な進歩には動物の使用が不可欠である。
2. ヘルシンキ宣言ではヒトを対象とした生物医学研究は必要に応じて動物実験に基づいて行われる必要があり、その動物の福祉を尊重することが求められている。
3. 生物医学研究で使用される動物の人道的な扱いは不可欠であり、研究施設はそれらの指針に従うことが求められる。
4. 動物は他の方法で代替できない場合にのみ使用されるべきである。
5. 動物実験の重複は科学的に正当性がない限り行うべきではない。
6. 化粧品やその成分、アルコール、タバコといった無駄なテストのための動物使用は支持すべきではない。
7. 言論の自由の権利は損なわれるべきではないが、動物権活動家の過激な要素は非難されるべきである。
8. 科学者とその家族への脅迫、威圧、暴力、個人的な嫌がらせは、国際的に非難されるべきである。

9. 研究者と研究施設をテロ行為から守るため、国際法執行機関による
　 最大限の連携努力が求められるべきである。

　この声明で強く非難されているテロ行為の代表的なものとして、1981 年におきたシルバースプリング事件があげられる。シンガーの『動物の解放』に感銘を受けて活動家となり、動物愛護団体「動物の倫理的扱いを求める人々の会」（PETA）の共同創設者でもあったアレックス・パチェコが、メリーランド州シルバースプリングの行動研究所の助手として潜入し、マカクザルの実験について警察に告発した事件である（図5-2）。

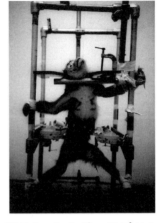

図 5-2　シルバースプリング事件で PETA がメディアに流したサル（Domitian）の写真。この画像はシルバースプリング事件の象徴的な画像となった。
(https://commons.wikimedia.org/wiki/File:SilverSpring1981.jpg)

　世界医師会も、現状では生物医学研究の進展には動物実験が必要であると考えているが、一方で動物実験は正当な理由があり、代替法がない場合にのみ用いられ、実験動物の人道的な取り扱いが不可欠であるともしている。

2）　動物実験の現状と新しい倫理学的問題

①　化粧品製造における動物実験の廃止

　先に示した「生物医学研究における動物の使用に関する WMA の声明」の原則で 6 番目に掲げられているように、化粧品製造のために動物実験を行うことは支持されていない。化粧品製造における動物実験に関する法規制は、国や地域により異なっているが、EU では 2003 年から EU 域内での化粧品（最終製品）の動物実験が禁止され、2009 年には成分に関する試験も全面的に禁止になっている。そして 2013 年 3 月からは動物実験を行った化粧品の販売が全面的に禁止となり、EU 域外で製造された製品もその

対象となっている。

　化粧品にはまったく新規の成分を用いるケースは少ないため、すでに安全性が確認されている成分を調合して製造した最終製品に対して、再度の安全性試験や毒性試験を行う必要は疑問視されていた。また、一部の安全性試験や毒性試験に関しては動物を用いない代替法も開発されている。

　日本では、2023年現在も化粧品の動物実験に関する法的規制は未整備である。しかし日本でも化粧品の製造開発にはもはや動物実験が必要ではないと認識されており、EUなど外国への輸出向け製品のために敢えて動物実験を行わない企業も増えてきている。

　すでに世界40か国以上が化粧品製造における動物実験を禁止しており、今後も禁止となる国や地域は増加すると予想される。

　この動物実験の禁止を後押しする消費行動の1つに倫理的消費（エシカル消費）がある。倫理的消費は、各人が環境や地域、社会などに配慮した商品を選択して消費する行動のことである。ここには動物実験を行っていない製品や動物福祉に配慮して生産された製品や食品を選ぶことが含まれることから、倫理的消費は動物の福祉に配慮する方法の一つとも言える。

　クルエルティフリー（Cruelty Free）とは、開発から製造に至るまで動物実験を一切行っていないことを表しており、このクルエルティフリーが認められた製品に認定マークを表示するリーピングバニープログラム（Leaping Bunny Program）も行われている。このマークのデザインであるウサギは化粧品の代表的な安全性試験であったドレーズ試験にウサギが使われていたことに由来しているものである。

　このプログラムは化粧品消費者情報連合（Coalition for Consumer Information on Cosmetics；CCIC）が推進しているが、加盟団体には19世紀にイギリスで生体解剖に反対する団体としてフランシス・パワー・コッブが創設したNAVSなど世界の8つの団体が含まれている。

　その一方では2011年に問題となった「茶のしずく石鹸」事件では、小麦の加水分解成分を含有した石鹸の利用者2,000名以上にアレルギー反応を示した事例が報告されている。この石鹸で利用されている加水分解コム

ギ（グルパール19S）による経皮的あるいは経粘膜的暴露からアナフィラキシー等のアレルギー反応が引き起こされたとされる。この石鹸には食品由来成分でもある加水分解コムギを利用しており、また洗顔などの外用で使用することなどから安全性に問題はないと考えられていた。しかし、この例で判明したように暴露経路が異なる場合や、継続的に使用した場合に予想されなかった毒性が生じることがあることを認識させられる事件でもあった。問題の石鹸は医薬部外品としての承認も受けていたが、裁判では製造業者の責任が認められ、製品の開発における安全性評価の重要性が浮き彫りになった。この事件は安全性評価の重要性と、動物実験の倫理的な問題とのバランスを考慮する必要性を示したと言える。

②　異種移植におけるドナー動物の権利問題

　人間の臓器移植に関する倫理的問題については他の章に譲るとして、人間以外の動物から人間への臓器移植、つまり「異種移植」に焦点を当て、特に動物の倫理的側面からこの問題を考えてみる。異種移植は、人間用の移植臓器の不足に対処する方法の一つとして、特にアメリカで行われてきた。当初はチンパンジーやヒヒのような人間に近い霊長類がドナーとして使われてきたが、これらの動物の使用は動物愛護の観点から強く批判を受けていた。その結果、臓器サイズが人間に適しており、特定の病原体がいない状態（Specific pathogen free；SPF）で飼育されている動物もいることから、ブタが最適なドナーと見なされるようになった。

　この技術に対しては、動物を利用すること自体に反対する動物解放論者からの批判があり、彼らは動物を使うこと自体の倫理的な問題を指摘している。特にシンガーやレーガンの議論でも述べたように、人間の福祉や動物種は動物解放論者たちの論点ではないため、解決には至らない。一方で人間の福祉を優先し、必要最低限の動物の犠牲は許容する穏健な動物福祉論者もいるが、彼らに対しても遺伝子改変ブタの使用や代替法の有無など、異種移植の具体的な側面については十分に説明する必要がある。

　異種移植は医学的、科学的な進歩をもたらす可能性があるが、その実施にあたっては、一般の人びとに十分な理解を求め、特に動物の使用に関す

る倫理的な議論を進めることも重要である。医師や研究者がこの技術を利用する際には、人類全体の福祉や科学の発展を目的としていると思われるが、研究者の名誉のためだけに動物実験や手術が不必要に行われることへの懸念も存在していることは認識しておくべきである。

③　今後の動物実験の動向

　スイスではこれまでに動物実験を全面的に禁止するイニシアチブ（国民発議）の国民投票が4回行われているが、すべて否決されている。最初の1985年は70%、92年が56%、93年が72%、そして2022年は79%が反対票を投じている。

　スイスには世界最大手とされる製薬会社や数百ともいわれる中小バイオテック企業が存在し、いわば製薬大国とも言える国である。否決されているとはいえ、そのスイスで動物実験禁止を求める発議が繰り返されていることは注目に値する。スイス国民の多くは実験動物を使用することへの罪悪感よりも、動物実験により医学や科学が発展することで人間の享受できる恩恵を好ましいとしていると考えられる。スイスのような製薬大国で動物実験禁止の国民発議が起こるのは、動物の権利と動物福祉への関心の高まり、科学の発展に伴う代替手段の開発、そして人々の科学研究・医学への関心の高さの結果として見ることができる。

　今後は医学や生命科学研究者も"医学の進歩のため"あるいは"人類の発展のため"を金科玉条のごとく掲げて動物実験を行うことができる時代ではないことを念頭に、動物福祉により配慮した研究計画を考える必要がある。特に日本は動物実験における法規制が諸外国に比べて遅れており、現在の規制も海外からはザル法であると見られている。

　現時点では動物実験を完全に廃止することはまったく現実的ではないが、近い将来にはより厳しい規制が導入される可能性があることを念頭において、代替法の開発や福祉の向上に注力していくことが求められるであろう。

　動物実験に携わるものとして、動物解放論や動物権利論を荒唐無稽な空論と切り捨てるのではなく、医学・生命科学分野における動物倫理学の議

論を深めることで、より良い妥協点を探し続けることが医学・科学の進歩
への道を開くことであろう。

　なお、参考文献には大学生や初学者に読みやすい書籍を選んだので、ぜ
ひ一読されることをお薦めする。

（参考文献）

秋元 康隆（著）『いまを生きるカント倫理学』集英社新書、2022

伊勢田哲治（著）『動物からの倫理学入門』名古屋大学出版会、2008

伊勢田哲治（著）なつたか（マンガ）『マンガで学ぶ動物倫理　わたしたちは動物とどう
　つきあえばよいのか』化学同人、2015

井上太一（著）『動物倫理の最前線：批判的動物研究とは何か』人文書院、2022

大上泰弘（著）『動物実験の生命倫理 ── 個体倫理から分子倫理へ』東信堂、2005

川上恵江「ヨーロッパ思想史における動物観の変遷」『文学部論叢』89 29-51、2006-03-
　05

神里 彩子、武藤 香織（編集）『医学・生命科学の研究倫理ハンドブック』東京大学出版
　会、2015

クロード ベルナール（著）、三浦 岱栄（翻訳）『実験医学序説』岩波書店　2010 年
　pp.165-174

佐藤衆介（著）『アニマルウェルフェア　動物の幸せについての科学と倫理』東京大学出
　版会、2013

生命倫理百科事典 翻訳刊行委員会（編）『生命倫理百科事典』丸善、2007

塚田 敬義、前田 和彦（著）『第 3 版 生命倫理・医事法』医療科学社、2022

トム・レーガン（著）井上 太一（訳）『動物の権利・人間の不正 ── 道徳哲学入門』緑風
　出版、2022

二宮陸雄（著）『ガレノス 霊魂の解剖学』、平河出版社、1993

山内一也（著）『異種移植 ── 医療は種の境界を超えられるか』みすず書房、2022

山川偉也「アリストテレスとディオゲネス」『桃山学院大学総合研究所紀要』33（1）、
　129-168、2007-06-20

Franco NH. Animal Experiments in Biomedical Research: A Historical Perspective. An-
　imals（Basel）. 2013 Mar 19; 3（1）：238-73. doi: 10.3390/ani3010238. PMID: 26487317;
　PMCID: PMC4495509.

W.M.S. Russell、R.L. Burch（著）、笠井 憲雪（訳）『人道的な実験技術の原理 ── 動物実
　験技術の基本原理 3R の原点』アドスリー、2012

第 **6** 章

生命科学・医科学における課題と展望

1. 生命科学・医科学

　本章の主題である「生命科学・医科学」のうち、「生命科学」は生命という現象に向き合う科学、また「医科学」は、人間の健康に資する医学・医療に取り組む科学を意味する。この2つの用語は通底するところが少なくないため、両者を個別ではなく同時に取り上げる必要がある。

　生命科学と医科学の交錯する具体的な領域の例には、ゲノム情報やiPS細胞に関する研究を挙げることができる。ゲノム情報は、DNAに刻み込まれた情報であり、一人の人間を構成する上で必要な遺伝情報のことを意味する。またiPS細胞は、人工多能性幹細胞（induced Pluripotent Stem Cells）のことであり、人為的に作り出された、自身と同じ細胞を作る能力（自己複製能）と他の様々な細胞に変わる能力（分化能）とを併せ持つ細胞のことを指す。ゲノム情報に関する研究では、例えば、遺伝情報やその関連情報が細胞の内外でどのような意味を持ち、また機能しているのか、さらには病気や健康とどのように関わっているのかを解明していくことになる。iPS細胞に関する研究では、細胞はどのような仕組みで動いているのか、細胞にはどのような機能が本来備わっているのか、そして病気の原因や診断、治療にどのように生かせるのかを明らかにしていくことになる（なお、iPS細胞の「i」には、あえて小文字が使用されているが、この理由については読者の興味や関心に応じて調べていただきたい）。このよう

にゲノム情報やiPS細胞に関する研究では、生命現象への理解とともに健康や病気に対する人間への寄与といった2つの側面を探求していくことになる。しかしながら、生命科学や医科学に関しては、私たちの日々の暮らしに意義や効能を直ちにもたらすものが必ずしも多いわけではないため、このような領域の存在や意味合い、さらにはその倫理的・法的・社会的含意（Ethical, Legal, and Social Implications：ELSI）について、社会において広く認識されることは容易ではない。

　このような状況に鑑み、本章の構成は、第2節では、本章の大枠を示す目的において生命科学・医科学の生命倫理に関する政策的側面を、第3節では、近年、国内で注目されているELSIという用語とその意義を、第4節では、生命科学・医科学における生命倫理やELSIの具体的事例をそれぞれ取り扱い、第5節では総括を行う。

2. 生命倫理に関する政策的側面

　生命科学・医科学の政策的側面に関して、本節では、その一例を提示することを目的として、「科学技術基本法」（平成7年法律第130号）と「健康・医療戦略推進法」（平成26年法律第48号）という2つの法律に焦点を当てる。

〈科学技術基本法〉

　科学技術基本法は、その名の通り、日本における科学技術の振興を目的に、1995年に制定された法律である。この法律は、全5章から構成されており、第1章は「総則」、第2章は「科学技術基本計画」、第3章は「研究開発の推進等」、第4章は「国際的な交流等の推進」、第5章は「科学技術に関する学習の振興等」をそれぞれ規定している。中でも第2章は、科学技術政策を総合的かつ計画的に推進するための「科学技術基本計画」を定めることや、その策定には、「科学技術会議」による審議を経る必要があることを言及している。同法に基づき最初に定められた計画が「第1期科

学技術基本計画」であり、これは10年先を見据えつつも直近5年間（1996年～2000年）の具体的な政策を示すものである。この点に関して、最近、科学技術基本法が「科学技術・イノベーション基本法」へと改正され、その射程や役割が拡大しており、計画は「第6期科学技術・イノベーション基本計画」（2021年～2025年）へと、また会議体は「総合科学技術・イノベーション会議」へと、それぞれ変更が生じている。これに伴い、政策形成の仕組みも会議体の司令塔機能を強化する方向に一部変わっているが、「5年ごとの具体的な計画」と「会議体による計画の事前審議」といったアプローチは、「計画」の中身や「会議体」の名称が変わりながらも現在にまで継続されている仕組みである。

〈科学技術基本計画〉

　上述の科学技術基本計画では、科学技術の振興のみならず、生命倫理の必要性についても言及している。特に第2期では、第2章Ⅱ－6において「科学技術に関する倫理と社会的責任」という項目があり、ここでは、(1)「生命倫理等」、(2)「研究者・技術者の倫理」、(3)「説明責任とリスク管理」といった3つの側面を規定している。このうち、最初の「生命倫理等」では、体外受精や脳死臓器移植、遺伝子診断、遺伝子治療、クローン技術、胚性幹細胞（Embryonic Stem Cells：ES細胞）の取り扱いといった具体的な論点のほか、インフォームド・コンセントやプライバシーの保護の重要性、さらには、このような倫理のあり方について有識者が検討する場や国民の意見を聴取する場の必要性等を明示している。この背景には、生命科学の躍進とその社会的懸念の惹起、具体的には、1990年のヒトゲノムの解読を目指した「ヒトゲノム計画」の発足や、1996年におけるクローン羊「ドリー」の誕生、1998年のヒト胚に由来する多能性幹細胞である「ES細胞」の出現等がある。現に、海外と同様に国内においても、2000年頃を契機として、生命科学や医科学に関連する生命倫理の議論が活発化してきている。

　第2期科学技術基本計画で強調された生命倫理の論点は、第3期以降の

計画においても見いだせる。第3期では、「第4章 社会・国民に支持され
る科学技術」の中の「1. 科学技術が及ぼす倫理的・法的・社会的課題へ
の責任ある取組」となり、続く第4期では、「V. 社会とともに創り進め
る政策の展開」の中の「2. 社会と科学技術イノベーションとの関係深化」
の「(1) ② 倫理的・法的・社会的課題への対応」、さらに第5期では、「第
6章 科学技術イノベーションと社会との関係深化」の「(1) ④ 倫理的・
法制度的・社会的取組」というように、表現は多少変わりつつも、その継
続が見て取れる。現行の第6期では、この論点が、これまでのものとは多
少異なっており、1つの枠組みに集約されているというよりも、いくつか
の文脈において、人文・社会科学と自然科学との融合を意味する「総合
知」への着目や、「ELSI」という用語の使用等が目立つ。第6期における
記載手法や表現の変化は、人文科学を含む科学技術とイノベーションの創
出の一体的・総合的な推進を目的とした、科学技術基本法の「科学技術・
イノベーション基本法」への改正の影響により生じている[1]。このように、
科学技術基本計画や科学技術・イノベーション基本計画は、科学技術の有
用性のみならず、生命倫理に取り組む必要性も記しており、とりわけ現在
は、理系や文系といった学問の垣根を越えた総合知のあり方を重視する方
向に進んでいる。

〈健康・医療戦略推進法〉

　本節で取り上げるもう1つの法律は、2014年に制定された「健康・医
療戦略推進法」である。この法律もまた、生命科学や医科学、生命倫理、
ELSI に深く関係している。健康・医療戦略推進法は、医療分野の研究開
発や環境整備、新産業の創出、国際展開等を目的とした法律であり、「健
康・医療戦略」に加え、より具体的な施策や目標を記す「医療分野研究開
発推進計画」を定めることについて規定している。戦略と計画のどちら
も、10年程度先を見据えた直近5年間の期間を対象にしており、「健康・
医療戦略推進本部」がこれらの作成や実施において中核を担っている。と
りわけ医療分野研究開発推進計画は、ゲノム情報や iPS 細胞等に関する医

科学研究やその実用化において、生命倫理や ELSI が重要であることを示している。このように、科学技術政策や健康・医療戦略といった枠組みにおいて生命倫理や ELSI の必要性を通時的に確認できる。

3. ELSI という用語

本節では、第1節や第2節で言及した ELSI という用語の起源や意味合いについて詳述する。ELSI が、倫理的・法的・社会的含意を指す用語であることは述べたが、この用語は米国の国立衛生研究所（National Institutes of Health：NIH）が現在も推進している研究プログラム「Ethical, Legal, and Social Implications Research Program」（ELSI 研究プログラム）の名称に由来する。この取り組みは、当初、前述した「ヒトゲノム計画」の発足時に始まったものであり、ゲノム情報の解読による個人や社会への影響や結果を予見し対処すること、社会的議論を促進すること、ゲノム情報の利用が個人や社会において有益となる施策（Policy options）を構築することを目的に定めている。米国では、1993 年に連邦議会が NIH のゲノム研究に係る研究費の少なくとも 5% を ELSI 研究プログラムに充てるように義務付けたことにより、その運用が安定的に継続・発展してきている。さらに ELSI 研究プログラムは、米国以外の国々、例えば、英国やカナダ、ノルウェー、オランダ、韓国等においても類似の研究プログラムの発足を促すといった効果をももたらしている [2]。なお、研究プログラムの名称に関して、米国とは異なり欧州やカナダでは、ノルウェーにおける「ELSA Program」に代表されるように、「Implications」の「I」の代わりに「Aspects」の「A」を使用している。これは、含意・影響（Implications）という用語の使用により規定される科学技術の振興を前提とした議論の枠組みからの回避、つまり、取り扱う主題の方向性や対象範囲の拡大を意図している [3]。

こうした研究プログラムは、端的には、「近接性」（Proximity）、「先見性」（Early anticipation）、「双方向性」（Interactivity）、「学際性」（Interdisciplinarity）といった4つの特徴を有している[4]。近接性は、このような研究プログラムが大型の科学研究プログラムに組み込まれていること、先見性は、将来、顕在化する課題に対して事前に対応すること、双方向性は、利害関係者のみならず多様な人々が対応への検討にむけて参画すること、学際性は、個々の研究領域を結び付けていくことをそれぞれ意味する。これらの特徴は、対象となる科学技術の進展度合を確認・把握しながら、早い段階から社会的課題を意識し、多様な認識や意見の調整を行うための時間や場所を確保しつつ、さらに異なる学術領域の知を融合的に活用するという点で有用性を見いだせる。しかしながら、この取り組みにおいては、科学技術の進展を支持する人文・社会科学の専門家や専門知のみが重宝されるのではないか、科学技術の振興を志向するコミュニティの立場からの主張が大々的に取り上げられるのではないか、将来起こり得るかもしれない漠然あるいは抽象的な課題よりも、目前にある具体的な課題への対応のみが優先されてしまうのではないか、多様な人々の参画や専門知の融合を実際にはどのように進めていけるのか、といった指摘や批判についても向き合っていく必要がある。実際のところ、このような研究プログラムは、社会実験という要素を多分に含んでいるため、継続してそのあり方を検討・検証するとともに見直しを図っていくことが肝要となる。この点に関して、近年、欧州では、ELSAからさらにRRIへと枠組みの移行が生じている。RRIとは、Responsible Research and Innovation（責任ある研究・イノベーション）の略称であり、RRIは、社会的なリスクや有害性といった科学技術の負の側面がしばしば注視されるELSAとは異なり、ELSAに加え、その対応によって期待される経済発展やイノベーションといった科学技術の正の側面をも包含する視座を有している[5],[6]。

　第2節で触れたように、国内においても、科学技術や健康・医療に資する政策において生命倫理やELSIに関する取り組みが増大している。最近では、ELSIという用語が関係府省や関係法人を中心に、これまで以上に浸透してきている。このような認識の広がりは、生命科学や医科学、人文・社会科学といった研究領域に対する公的研究資金の配分のあり方、具

体的には研究プログラムの規模や内容とも深く結びつく。例えば、文部科学省が所管する国立研究開発法人「科学技術振興機構」(Japan Science and Technology Agency：JST) では主に理工系研究を対象とした公的研究費の配分を担っているが、生命倫理やELSIといった論点に関しても、JST内に設置されている「社会技術研究開発センター」(Research Institute of Science and Technology for Society：RISTEX) を通じて研究プログラムの企画・公募を行っている。また内閣府や文部科学省、厚生労働省、経済産業省の共管する国立研究開発法人「日本医療研究開発機構」(Japan Agency for Medical Research and Development：AMED) では、医学系研究を対象とした公的研究費の配分を取り扱っているが、AMEDでは、「社会共創」という枠組み、さらには、ゲノム医療や再生医療、感染症研究といった個々の研究領域の研究プログラムの企画・公募を通じて、生命倫理やELSIに幅広く取り組んでいる。JSTやAMEDによる企画・公募により、審査を受け選定された研究者が提案した研究を推進でき、結果として、生命倫理やELSIに関する文献調査や意識調査の実施、研究会やシンポジウムの開催等が行えるようになるわけである。このように捉えると、生命倫理やELSIに関しては、政策の形成や策定のみならず、研究プログラムのあり方、個々の研究領域の文化や風土、意欲のある研究者の存在、さらに社会的視点の含まれる提案課題もまた重要な役割を担っていることが分かる。

4. 生命倫理やELSIに関する具体的論点

第4節では、生命科学や医科学における生命倫理やELSIに関連する具体的な論点について記述する。代表的な事例として、ゲノム研究や幹細胞研究、その実用化、ゲノム編集技術という新規技術の登場に焦点を当てる。

〈ゲノム研究・ゲノム医療〉

　ゲノム研究やその実用化については、ゲノム情報を社会においてどのように取り扱っていくべきかという論点がある。ゲノム情報は、一方では、両親から受け継がれる情報であり、また次世代にも継承されていく情報である。他方、人類全体にまで視野を広げる場合、個人間で大差はなく、個人間の僅かな差異を通じて私たちに多様性をもたらす情報でもある。このように、ゲノム情報に関しては少なくとも継承性と多様性といった性質を確認できる。

　またゲノム情報は、受け継がれるとき、また受け継がれた後でも、変化が生じ得る。具体的には、両親から子どもに受け継がれる際、両親のゲノムにおいて組換えが生じることにより、両親とは同一ではないゲノム情報が子どもに受け継がれることになる。このようなゲノムの組み換えや受精卵の形成、その後の受精卵の成長においては、ゲノム情報を記録するDNA上に変化が生じ得る。さらに一生を通じては、加齢や生活習慣、外的要因（紫外線等）等により、ゲノム情報を記録するDNA上に変化が蓄積していくこともある。このような後天的な変化が健康の維持に直接的に関係しないこともあれば関係することもある。後者の場合、疾患が発症することを意味する。ゲノム情報と健康・疾病との関係については、一部の疾患に関しては遺伝性のものがある一方、遺伝性ではない孤発性のものもある。さらに多くの場合、生活習慣や環境要因の影響により生じる多因子疾患であるということを理解しておく必要がある。

　ゲノム情報に関しては、最近になり、ようやく研究や医療において容易に扱える状況に至っている。この背景には、「次世代シークエンサー」と呼ばれる解析機器の登場や情報解析技術の進展、クラウド環境の整備等がある。国際的な文脈において、2000年頃には、ヒトゲノム計画を通じて得られた一人分のゲノム情報程しか解読されていなかったが、2010年頃には数万人規模、最近では100万人規模のゲノム情報の解析を達成している。このような解析を通じて、各種がんや生活習慣病、難病・希少疾患、未診断疾患等に関するゲノム情報上の原因が徐々に明らかになり、成果の一部

は、疾患の診断、そして一部治療へとつながってきている。現に、日本においては、最近、保険適用を受ける指定難病等に対する「遺伝学的検査」の増加や、「がん遺伝子パネル検査」の保険収載を見て取れる。

　しかしながら、ゲノム情報は、個人に特有の情報であるのみならず、血縁者、民族や祖先性（Ancestry）、ひいては人類の歴史や未来にも関係する情報でもあるため、その取り扱いに関しては様々な倫理的・法的・社会的配慮が必要になる[7]。現在、日本では、ゲノム情報はその個人識別性から 2003 年に制定された「個人情報の保護に関する法律」（個人情報保護法、平成 15 年法律第 57 号）の適用を受ける。また生命科学や医科学といった研究目的で患者や健常者から試料や情報を収集・保管・利用する場合、研究者は、文部科学省、厚生労働省、経済産業省の三省により定められた「人を対象とする生命科学・医学系研究に関する倫理指針」（令和 3 年 3 月 23 日制定）も遵守する必要がある。最近では、「良質かつ適切なゲノム医療を国民が安心して受けられるようにするための施策の総合的かつ計画的な推進に関する法律」（令和 5 年法律第 57 号）が公布・施行されたことにより、ゲノム医療の実現と国民によるその享受、生命倫理への適切な配慮、ゲノム情報の保護やゲノム情報に基づく不当な差別の防止等といった側面が制度的に強化される動きがある。

　ゲノム研究やゲノム医療では、規律の整備を含め、制度的対応が図られてきているが、継続的な検討が必要となる論点も少なくない。一例としては、生命科学や医科学といった研究のために試料や情報を提供した方に対して、重篤な疾患を発症する可能性が高いと予測される解析結果が得られた際に、この所見を本人に返却するべきかという論点がある。事前対応として予防や治療を施せる場合には、救命のために個人の希望に応じて結果を返却すべきという論調が強まり得るが、この場合においても、その対象になり得る個人に対して適切なインフォームド・コンセントが行われている必要がある。また対話を通じて不安の緩和・解消、意思決定や行動の支援・援助を行う遺伝カウンセリングも重要な役割を担う。しかしながら、事前に予防や治療を施せない場合においても、自身の人生のあり方や将来

設計を考える上で、返却を希望する方もいるかもしれない。この場合、個人の求めに応じて、予防・治療できない所見を返却してよいのだろうか。また生命を脅かすわけではないが Quality of Life（QOL）を低下させる疾患の場合にはどうだろうか。個人のそれぞれの要望に応じる場合、社会においてはどのような状況が生じ得るだろうか。事前にどのような社会的対応を図っておくべきだろうか。このような論点に関しては、国内外の状況の変化、法律や倫理指針といった制度、研究者や医療者における規範・認識、個々人の意識や意向等を総合的に考えていくことが肝要になる。現在、医療の文脈においては、着床前診断や出生前診断、新生児スクリーニング、遺伝性腫瘍等のスクリーニングといった様々な側面でゲノム情報の使用のあり方が問われる状況を迎えている。

〈幹細胞研究・再生医療〉

　幹細胞研究や再生医療に関しては、細胞というもののあり方を社会でどのように考慮していくべきかという論点がある。私たちの身体は、元は1つの受精卵であったことについて、読者はどのように感じるだろうか。受精卵は、あらゆる細胞に分化できる全能性を持ち、多細胞生物の体のすべての細胞の起点になる細胞である。このような受精卵と似たような能力を持つ細胞には、ES 細胞がある。ES 細胞は、自己複製能を有し胎盤を除くすべての細胞に分化できることから多能性幹細胞に分類できる。ヒト ES 細胞は、前述の通り、1998 年に世界で初めて作製されて以来、国際的に注目を集めてきている。受精卵は、卵割と呼ばれる細胞分裂を繰り返すが、この段階以降を胚と呼ぶ。ES 細胞の作製には、着床直前の胚である「胚盤胞」を用いる。胚盤胞は、内部細胞塊と栄養外胚葉から構成されるが、このうち、内部細胞塊のみを取り出し数日間培養することで ES 細胞を得ることができる。さらに ES 細胞の培養液の組成を調整することにより、例えば、心筋細胞、血液細胞、網膜細胞といった多様な細胞を誘導・作製できる。

　iPS 細胞は、上述の ES 細胞に関する研究により生み出された細胞であ

る。iPS 細胞の発見は、ES 細胞において活発に働いている遺伝子に着目し、特定の遺伝子が ES 細胞の特性を維持する上で重要であることを同定したことに端を発する。これらの遺伝子（最終的には４つの遺伝子）を体細胞（皮膚細胞や血液細胞等）に導入した結果、ES 細胞に似た細胞が現れることを見いだし、この ES 細胞と似た細胞を iPS 細胞と呼んでいる。2006 年にマウスの iPS 細胞、2007 年にはヒトの iPS 細胞の作製がそれぞれ実現している。なお、一度分化した細胞は ES 細胞のような多能性幹細胞に戻ることはないと考えられてきたが、iPS 細胞の作製は、分化した細胞でも、このような性質を再獲得（初期化・リプログラミングとも呼ばれる）できるということを示している。また ES 細胞も iPS 細胞も、自身を複製でき多様な細胞に分化できる点は基本的には同様であるが、iPS 細胞が、受精卵に由来する胚を使用せずともこのような細胞を作製できる点は ES 細胞とは大きく異なる。

　iPS 細胞や ES 細胞といった多能性幹細胞に関しては、その特性から多様な研究やその実用化が進展している。第一に、どちらの細胞も、細胞治療や組織・臓器移植への応用にむけて研究開発が進んでいる。自身の細胞を移植に用いる「自家移植」の場合、iPS 細胞は、細胞の提供者とほぼ同一の細胞を用いるために免疫拒絶が生じにくいという利点がある。他方で、他者の細胞を移植に使用する「他家移植」の場合には、どちらの細胞も、拒絶反応への対応が必要となる一方、仮に自身の細胞にゲノム上の変異が入っていたとしても、健常な細胞を移植できるという有用性がある。この点に関して、iPS 細胞については、他家移植の場合においても、拒絶反応を緩和できるように、免疫反応を起こしにくい特定の HLA 型（HLAホモ接合体）を有する方から体細胞を採取し、iPS 細胞を作製し保管するという手法（iPS 細胞ストック）も採用している。この手法を使用した、パーキンソン病や心不全、脊髄損傷等への治療法に関する臨床試験はすでに始まっている。

　第二に、患者より採取した iPS 細胞の使用により、創薬開発が発展している。患者由来の iPS 細胞の使用により、患者の体内における病状・病変

を、体外でも一部再構築できることから、候補薬の選定を効率的に行うことが可能となる。現に、特定の疾患に対する治療薬としてすでに承認を受けた医薬品を別の疾患の治療薬として用いる「ドラッグ・リポジショニング」が、日本においては、筋萎縮性側索硬化症、進行性骨化性線維異形成症、アルツハイマー病等といった疾患を対象として進行している。

　第三に、ES 細胞や iPS 細胞の使用により、細胞の発生や分化に関わる生命現象の解明が進んでいる。具体的には、ES 細胞の使用により細胞の分化する仕組みや分化後の細胞の性質を探索できたり、iPS 細胞の使用により細胞の初期化・リプログラミングの際の制御機構を追求できたり、さらには ES 細胞と iPS 細胞の併用により両者の性質を比較できたりすることができる。このような研究は、多能性幹細胞の増殖や分化における効率性、さらには使用する細胞の安全性や品質管理等といった側面においても意義を有する。

　上述した多能性幹細胞に関する生命倫理や ELSI に関しては多様な論点があるが[8〜10]、本節では、5 つの側面を提示する。第一に、ES 細胞の取り扱いである。これは、ES 細胞の作製や利用は、ヒトとなり得る胚の使用を前提とするため、そのあり方については検討・議論を要するという論点である。なお、日本においては、「総合科学技術会議」の取りまとめた報告書「ヒト胚の取扱いに関する基本的考え方」（平成 16 年 7 月 23 日制定）において、ヒト受精卵・胚を「人の生命の萌芽」として位置付け尊重される存在であることを示している。第二に、研究利用のための新たな受精卵の作製の是非である。これは、研究目的（もしくは特定の研究目的）において、ヒトの ES 細胞や iPS 細胞といった多能性幹細胞を生殖細胞に分化させ、これらを用いて新たに受精卵を作製してよいかという問題である。第三に、キメラ動物の作製の是非である。これは、ブタ等の動物の中でヒトの臓器を作製する研究は、国内では限定条件下において認められているが、移植用の臓器不足の解消・緩和という目的においてその実用化はどの程度許容できるかという論点である。またこのことは、臓器移植の目的ではなく、動物体内で作製されるヒト臓器を使用した疾病の解明や創薬は認

められるかといった論点とも結びつく。第四に、脳オルガノイドの作製が
ある。脳オルガノイドとは、幹細胞より作製される脳と似た小型の構造体
のことであるが、これは、知覚や認識とも関わり得る脳オルガノイドの研
究をどこまで認めてよいかという論点である。第五に、再生医療という用
語の社会的な使用の是非がある。再生医療は、将来性や可能性が込められ
た用語であり、実際には、再生医療と呼ばれている研究や医療の多くは、
未だ発展途上の段階にある。これは、現時点では、将来性と不確実性を併
せ持つ「再生医療」という用語が社会においてどのように取り扱われるべ
きかという論点である（「再生医療」の定義が、「再生医療等の安全性の確
保等に関する法律」（平成25年法律第85号）等においてどのように規定
されているかを一度調べていただきたい）。ほかにも、例えば、国内外の
文脈において、細胞治療・再生医療等が将来社会においてどのように使用
されるべきか（医療費や知的財産のあり方等を含む）といった、さらなる
議論を要する論点がある。

〈ゲノム編集技術〉

　ゲノム編集技術は、とりわけ2012年におけるCRISPR/Casの登場以
来、社会において幅広く注目を集めているが、この技術の特異性はゲノム
情報を保持するDNAを精確かつ簡便に切断できることにある。細胞の中
において、DNAがゲノム編集により切断された際には、切断部分を修復
する制御機構が働くことにより、既存のDNAに対して特定のDNA断片
の除去や挿入を行うことが可能になる。つまり、DNAに対する意図的な
切断・挿入をゲノム情報の編集として捉えているわけである。この仕組み
の応用により、具体的には、DNA上における、疾患を誘導あるいは抑制
する遺伝子の除去もしくは挿入を通じて、細胞の機能や疾患の発症機構
を解明することができるようになる。ゲノム編集技術は、上述のiPS細胞
やES細胞といった幹細胞研究においても高い有用性を示している。ゲノ
ム編集技術には、意図した部位以外への寄与（オフターゲット効果）や細
胞間における効能の不均一性の惹起（モザイク）等といった技術的課題が

残っているものの、最近、国際的な文脈においては、ゲノム編集の施され
た造血幹細胞（体細胞）が、鎌状赤血球貧血症や β－サラセミアの治療薬
として承認されるといった成果が挙がり始めている。このほか、2018 年に
は、中国において、親からの HIV 感染を回避するという目的で、ゲノム編
集の施された受精卵・胚から双子が出生したという報告があり、以来、子
どもの出生に対するゲノム編集の使用の是非に関して社会的関心が高まっ
てきている。

　ゲノム編集技術の生命倫理や ELSI に関しては、受精卵・胚等の細胞（生
殖細胞系列）と体細胞のどちらを用いるのか、基礎研究と臨床応用のどち
らを目指しているのか、といった線引きへの焦点化が進んできている。受
精卵・胚等に関する基礎研究では、ゲノム編集技術の出現以来、国内にお
いては行政指針の整備が進み、既存指針の見直しや新規指針の策定が生じ
ることにより、ゲノム編集技術を使用できる目的・対象範囲が段階的に拡
大してきている[11]。他方、このような基礎研究のあり方については、ヒト
の受精卵・胚の位置付けや利用範囲に関する前提、ゲノム編集のもたらす
社会的含意や応用可能性を再考しつつも、制限・抑止を課すべきものがあ
るかについて今後も検討していく必要がある。体細胞に関する基礎研究に
ついては、基本的には、前述の行政指針「人を対象とする生命科学・医学
系研究に関する倫理指針」により対応されることで、とりわけ大きな課題
が生じているわけではない。体細胞に関する臨床応用においては、安全性
や有効性の評価のあり方、医療の高額化といった課題は残るものの、関係
する法律や行政指針といった規律の調整が徐々に進展してきている。

　しかしながら、ヒトの受精卵・胚等の臨床応用に関しては、とりわけ、
今後も意識的に熟議していく必要がある。これは、つまり、受精卵・胚の
段階でゲノム編集の施された人間が生まれてよいかという論点であり、現
在世代の私たちが将来世代のゲノムにまで影響を及ぼすような編集を行っ
てよいかを問うものである。この論点については、最近、厚生労働省に設
置された「ゲノム編集技術等を用いたヒト受精胚等の臨床利用のあり方に
関する専門委員会」が議論しており、すでに専門委員会報告書「議論の整

理」（2020 年 1 月 7 日）を公表している。本報告書では、次世代以降への影響等への配慮により、ゲノム編集の取り扱いについては法律が必要であるという見解を示しているものの、このことは未だ実現していない。第 6 回の委員会（2022 年 3 月 18 日、メール審議）における議事要旨においては、法的な禁止を求める意見や、法的規制による医学研究や臨床研究の遅延・停滞を懸念する意見、間接罰を伴う法的規制を支持する意見、日本独自の法的規制を構築すべきという意見等、多様な意見が見て取れる。つまり、現在のところ、基本的には、法規制の必要性が支持されながらも、そのあり方に関して合意は形成されていないという状況にある。この論点に関しては、しばしば、ゲノム編集技術は安全性が確保された際には特定の疾患の治療のために使用されるべきといった論調が目立つが、現行の社会保障や医療・介護制度のあり方を見直すべきといった言及はあまり見られない。このことは、新技術の登場の際、技術の可能性に基づく期待や願望を注視する一方、既存の社会システムの再考を軽視するといった潜在的な関係性を浮き彫りにする。

5. 総　　括

　本章においては、生命科学及び医科学を主題として生命倫理や ELSI といった論点を取り扱った。このような論点は、科学技術基本計画や健康・医療戦略において明示されており、近年、とりわけ重視される方向に進んでいる。また本章では、最近、国内において注目されている「ELSI」という用語についてもその語源や意味合いについて言及した。加えて、生命科学や医科学といった領域における生命倫理や ELSI に関して、「ゲノム研究・ゲノム医療」や「幹細胞研究・再生医療」、さらには「ゲノム編集技術」といった代表的な事例を取り上げ概説した。この試みにおいては、各事例に関する論点を網羅的には取り扱っていないが、代わりに、科学的・倫理的・社会的視点から、いくつかの主要な見方や考え方について具体的に提示するように努めた。生命倫理や ELSI においては、継続的な探求や

思索、そして議論が重要な役割を担っているが、本章が読者のこのような取り組みにおいて少なからず寄与するものと期待する。

参考文献

1)　鈴木せいら・赤池伸一「科学技術・イノベーション基本法と第 6 期科学技術・イノベーション基本計画」『*研究 技術 計画*』36、pp.345-355、2021 年。

2)　Chadwick, R., Zwart, H. From ELSA to responsible research and Promisomics. *Life Sci Soc Policy* 9, 3 (2013).

3)　Zwart, H., Landeweerd, L. and van Rooij, A. Adapt or perish? Assessing the recent shift in the European research funding arena from 'ELSA' to 'RRI'. *Life Sci Soc Policy* 10, 11 (2014).

4)　Zwart, H., Nelis, A. What is ELSA genomics? *EMBO reports* 10, pp.540-544 (2009).

5)　神里達博「ELSI の誕生 — その前史と展開 —」*IEICE Fundamentals Review* 15、pp.318-332、2022 年。

6)　見上公一「『参加のテクノロジー』としての ELSI：ELSI 概念の文脈依存性に関する考察」『*慶應義塾大学日吉紀要*』31、pp.1-25、2020 年。

7)　三成寿作「ゲノム医療」『バイオエシックス：その継承と発展』丸山マサ美 編、川嶋書店、pp.123-142、2018 年。

8)　鈴木美香「再生医療」『バイオエシックス：その継承と発展』丸山マサ美 編、川嶋書店、pp.103-122、2018 年。

9)　高嶋佳代「幹細胞研究の倫理」『医学・生命科学の研究倫理ハンドブック（第 2 版）』神里彩子・武藤香織 編、東京大学出版会、pp.103-113、2023 年。

10)　堂囿俊彦「『夢の技術』を立ち止まって考える」『はじめて出会う生命倫理』玉井真理子・大谷いづみ 編、有斐閣、pp.74-95、2011 年。

11)　三成寿作「ゲノム編集技術をめぐる規制等について」『ゲノム編集技術 — 最前線で生じつつある課題と展望 —（令和 3 年度科学技術に関する調査プロジェクト）』、国立国会図書館（調査及び立法考査局）、2022 年 2 月。

第 **7** 章

遺伝子解析研究の発展によるゲノム情報の
プライバシーと遺伝子差別

1. はじめに

　アンドリュー・ニコル脚本・監督の「**ガタカ GATTACA**」という作品は、ヒトゲノム計画が完了する 6 年前の 1997 年に米国で上映された SF 映画である。そのタイトルは、DNA を構成する**塩基**である Ġuanine、Ȧdenine、Ṫhymine、Ċytosine の頭文字から構成されている。映画では、人工授精と胚選別や遺伝子操作により優れた知能や体力を有する適正者と、自然妊娠で生まれた不適正者に選別された近未来社会において、主人公には自然妊娠で生を受け虚弱体質で教育課程も職業も限定された道しかなかった。彼は宇宙飛行士になる夢を追い続け DNA ブローカーと契約し、事故で脚の自由を失い選手生命を絶たれたメダリスト選手から血液や指紋などの生体 ID 提供を入手し、生体偽装をして宇宙飛行士に選ばれて夢を実現させるというストーリーとなっている。

　あなたは、遺伝子検査で将来の健康上のリスクなどが分かるとしたら、自分の遺伝情報をどこまで知りたいだろうか？　彼氏彼女や結婚を考えている相手ができたら、その人の遺伝情報を知りたいだろうか？　遺伝子検査をして問題のない胚を選別して健康な子どもを持ちたいだろうか？　出生前遺伝子診断をして遺伝性疾患や染色体異常のある胎児は中絶するであろうか？　あるいは自分の子どもができたら、習い事や将来のための教育投資の判断に役立てるために子どもの遺伝子検査をして子どもの特性を調

べてみたいであろうか？ お酒にどのくらい強いかを遺伝子検査によって知ってみたいだろうか？ はたして読者のみなさんは、これらの問いかけに対してどのように答えるだろうか。

　本章では、遺伝子検査とゲノム解析技術の発展がもたらす**エルシー（倫理的法的社会的問題）**として究極の個人情報である、遺伝子情報のプライバシー保護の必要性と遺伝子差別の問題を取り上げて考えます。

2. ゲノム解析研究とゲノム医療

（1）ゲノムと遺伝子と塩基配列

　ゲノムとは、遺伝情報の全体を意味し、人間の細胞には2万数千個の遺伝子がある。遺伝子は、DNA という2重らせん構造をもち、4種類の塩基により構成されている。塩基の配列は、細胞が作るたんぱく質の構造を決めている。この塩基の配列が変異すると必要なたんぱく質が作れなくなって病気になったり、（例えばタンパク質である酵素が働かず生理機能が失われる）、ブレーキとなるたんぱく質が欠損して、細胞が異常に増殖して癌になったりする。また目の色や身長や体重、性格などの特性にも、その塩基の組合せ（配列）が一定の影響を与えていることが分かってきた。膨大な予算を投入して、これらの塩基配列を解読していく国際的計画が、1990年に始められた**ヒトゲノム計画**であった。当初その解読には15年もの月日と300億円がかかるとされていた。次世代シーケンサーと呼ばれる高速の遺伝子解析装置の開発によって、解読のスピードの劇的な高速化と解析費用の大幅削減が実現し2003年春に解読が完了した。

　現在は、たったの約10万円の費用で、わずか数時間で解読が可能になってきた。数名の人間の遺伝子を解析しただけでは、病気や個人特性について知ることはできない。解読のコストダウンと超短時間により、多くの人々の遺伝子を解析したデータが蓄積することで、一定の病気を有する人のゲノムにどのような特徴（**遺伝子変異・バリアント・一塩基多型 SNP**）があるのかということが分かるようになり、特定の遺伝子変異と特定の遺

伝性疾患や特徴や体質の関係を解明することが可能となってきている。

（2） ゲノム解析研究と偶発的所見（「知る権利」と「知らないでいる権利」）

　医学研究において病気や癌を発症させる原因遺伝子や**癌の発症を抑制する遺伝子**が多く同定されるようになってきている。筆者は日々複数の研究機関で、基礎研究や人を対象とする臨床研究や薬事承認を得るための治験と呼ばれる臨床試験の研究計画の倫理審査を、10年以上にわたって年間数百以上行ってきている。そして近年、患者さん（被験者）の遺伝子解析を伴う研究が非常に増えてきている。低コストで容易に全ゲノム解析ができるようになってきたので、ある研究で特定の遺伝子ターゲットとした解析をした際に、偶然に他の重篤な遺伝性疾患を発症させる遺伝子異常が見つかったりする可能性がある。これは**偶発的所見**（incidental findings）と呼ばれている。そのような場合に患者本人にその情報を伝えるべきであろうか。

　ハリウッドスターであり監督でもあるアンジェリーナ・ジョリーさんに乳癌と卵巣癌の発症させる原因遺伝子である BRCA1 変異が見つかり、癌発症予防のために両乳腺と卵巣と卵管を切除したことが『ニューヨーク・タイムズ』で報道され、10年以上前になるが日本でも話題になった。このように予防的措置がとれる遺伝子異常を隠すことは「**知る権利**」を奪ってしまうことになる。

　他方で、血のつながった親が発症すると 50% の確率で遺伝するハンチントン病という 30 歳代〜60 歳代で発病し、治療法のない致死的で重篤な遺伝性疾患については、知ったところで極度の精神的不安に悩まされ、差別を受けることも懸念されるため、知りたくないという人も一定数存在する。それらの人には「**知らないでいる権利**」への配慮と保障も必要になってくる。致命的で予防方法がなく遺伝する可能性が少なくない重篤な疾患であれば、検査をしてその変異の有無を調べて、子どもを持つかどうかという決断に利用したいと思う人もいるだろう。遺伝情報の開示は、このよ

うに子どもを持つかどうかという**リプロダクティブ・ライツ（生殖に関する自己決定権）**にも関わる重要な問題でもある。

（3）ゲノム医療・精密医療

　近年ゲノム医療という言葉を新聞等でもよく耳にするようになってきた。現実に癌の原因となる遺伝子異常を調べて、その癌（遺伝子変異）に効く薬（**分子標的薬**）で治療することが現実に臨床導入されてきている。癌組織や血液から、癌細胞の 100 種類以上の遺伝子解析が可能な**癌ゲノムプロファイリング検査**（**がん遺伝子パネル検査**と呼ばれ費用は約 60 万）への公的医療保険適用が 2019 年 6 月から開始され、日本におけるゲノム医療の幕が開けられた。2022 年は年間 2 万人がパネル検査を受けている。（朝日新聞 2024 年 2 月 4 日「ゲノム医療　普及の道は」）

　また乳房や卵管・卵巣の予防切除の一部に 2020 年春から公的医療保険が使えるようになり、ゲノム計画が目的としていた遺伝子医療やゲノム創薬、そして個々人にあわせた**テーラーメイド（個別化）医療**（precision Medicine **精密医療**ともいう）が臨床現場で現実のものとなってきている。

3．ポリジェニックリスクスコア（polygenic risk score）

　以前は、遺伝性疾患で主なものは、単一の遺伝子変異が発症に強く影響するハンチントン病や嚢胞性線維症その他の遺伝性希少難病が主に想定されていた。ところが、これまでは生活習慣病とされていた肥満や高血圧、糖尿病などにも遺伝子が関与していることが分かり始めてきている。また多くのがんの発症は、何らかの遺伝子変異によることも解明されている。

　一つの遺伝子（塩基配列の組合せ）の異常によるものではなく、多くの遺伝子が関与し、さらにそれが生活習慣などの環境因子と相まって発症する病気などが、遺伝子解析技術の発展によって分かるようになってきている。数百万に及ぶ遺伝子の個人差（遺伝子多型）が、ヒトゲノム配列上に存在していることが分かってきている。2000 年代前半に特定の疾患や形質

と遺伝子多型との関連を網羅的に探索する**ゲノムワイド解析（GWAS）**が開発され、普及し始めている。遺伝する個人のゲノム配列上にある数十から数十万の個人差（遺伝子多型）をもとに個人ごとの特定疾患発症リスクを計算した値である**ポリジェニックリスクスコア（PRS）**が現在注目されている。今後はがん発症リスクだけではなく、体質や能力や行動特性や性格なども PRS で評価される時代が到来する可能性がある。

4. 民間の体質遺伝子検査ビジネス（DTC）

　遺伝子解析技術が進歩すると医療だけではなく、医療機関を通さずに自分の唾液等の試料を送付し、民間で遺伝子検査を行うビジネス市場も広がってきている。医療機関を通さない直販型（Direct to Consumer）なのでDTC と呼ばれている。経済産業省の 2012 年調査では、国内に 740 業者があり市場規模は 1,500 億円と見込まれている。

　一人っ子政策をとっていた中国では以前より一部の富裕層においてDTCの市場が広がり、子どもの適正判断と習い事や塾などの教育費の投資における親の決定に利用されている。また IQ の高い人の遺伝子の特徴も調査されている。

　日本では、DHC やヤフーなども市場に参入していた。海外では、わざわざ検査企業にデータを送付しなくとも、自ら遺伝子検査のできる軽量のMinION というポータブルの DNA や RNA 解析機器が販売されている。2023 年 8 月には、国内でもジェネシス・ヘルスケア社が、遺伝的疾患リスクや体質など、なんと 6,500 項目以上の解析が可能な全ゲノムシーケンシング遺伝子検査キットを税込み約 15 万円で販売を開始している。皆さんは結婚前に相手からこのキットの検査をして情報開示が求められたら開示するだろうか？

　Forbes の記事によると米国遺伝子検査企業大手 23andMe は、2023 年10 月に一部のユーザーの DNA データが漏洩したことを認めた。同社によるとハッカー集団が複数のユーザーのログイン認証情報を推測し「DNA

Relatives」という機能を利用してさらに多くのユーザーの情報をスクレイピング（抽出）することでデータを収集したということが報道された。

5. 遺伝子差別（Genetic Discrimination）

（1） ELSI としての遺伝子差別

　科学技術の発展がもたらす**エルシー（倫理的法的社会的問題）**は、もともと今から約35年前のヒトゲノム計画がスタートする際に遺伝子解読がもたらす遺伝子差別を懸念し、それに対応する文脈で言われ始めている。遺伝情報やPRSが未来の健康状態や病気のリスクやその人の特性といった将来の予測（期待値）を一定以上の統計的な確率で予測可能になると、ゲノム情報が治療や予防といった医療以外の領域で人を選別したり評価したり差別的に利用されてもおかしくはない。

　米国では、35年前より21世紀はゲノムの解析が進み**遺伝子格差社会**が到来し、**遺伝子差別の時代**になることへの警鐘が主張された。そしてゲノムのエルシーとして遺伝子差別への議論や法整備が早くからなされてきている。

（2） 医療以外で遺伝情報の利活用が想定される領域

　遺伝情報やPRSが未来の健康状態や病気のリスクやその人の特性といった将来の予測を一定以上の統計的確率で予測可能になってくると、ゲノム情報が治療や予防といった医療以外の目的で利用されることは自然であると言える。就職・昇進人事などの雇用契約や労働者の労務管理、生命保険の加入時、民間の医療保険、傷害保険金の支払い、住宅ローン貸付の査定、結婚紹介所のマッチング、損害賠償の逸失利益算定（後述）、多くの税金が投入される医学教育、刑事司法における遺伝子鑑定（後述）その他、様々な領域で利活用される可能性がある。

（3） 日本における遺伝子差別の動向

　日本でも遺伝子差別は、実際に生じ始めているのであろうか。2017 年の厚生労働省研究班（代表・東京大学医科学研究所・武藤香織教授）によってインターネットでの意識調査が実施された。1 万人強の回答者の 3.2% が自身や家族の病気に関する遺伝情報で差別を受けた経験があるとし、約350 人が保険の加入や就労、結婚などで不利益扱いを受けたとしている。そして 7 割の回答者が、差別を防ぐため法的な規制を求めている。

　2022 年 4 月 7 日、ゲノム医療推進のために日本医学会と日本医師会から遺伝情報による差別防止の法整備を求める共同声明が出された。同日にはゲノム医療当事者団体連合会と全国がん患者団体連合会が、遺伝情報・ゲノム情報による差別や社会的不利益の防止のための法規制を求める共同声明を出している。それを受けて同年 5 月 27 日に日本生命保険協会は、生命保険の引受・支払実務において遺伝学的検査結果の収集と利用は行っていないとする文書を出している。また日本損害保険協会も同日に同様の文書を出している。

　本章では以下、我々が生きていく上で現実に深く関わる雇用と生命保険における遺伝子差別について考えてみよう。

6. 雇用や人事における遺伝情報の利用と差別

（1） 雇用・人事での遺伝情報の活用

　働いて収入を得ることは、生活していく上で欠かせないものである。あなたの努力による学歴や能力や経験等ではなく、自分の力で変えることのできない遺伝情報において雇用されなかったらどう感じるであろうか。就職での採用や昇進人事において、職種によって求められる能力は異なるが、日本では一般的に学歴や語学力やコミュニケーション能力や資格や経験などが選考の指標になっている。もしあなたが社長であったり人事部長であったら、どのような人材を求めるだろうか。採用後、会社や組織にできるだけ長く貢献してくれる期待値が高い有能な人材を求めるであろう。

　能力はその一指標にすぎない。経営戦略上、ゲノム情報や PRS が、選抜する人材の将来の健康上のリスクや行動特性について統計的に一定の予測を可能とする情報であれば利用するであろう。突然意識を失ったり突然死をするリスクが高い人を長距離高速バスの運転手に採用することは避けたいと思うであろう。また、労働者の就業上の配置転換や安全配慮義務や健康管理の観点から遺伝情報を有効に活用できるのであれば使用したいとも考えるであろう。他方、就職活動をしている者や昇進を目指している者にとって、自分の努力ではどうしようもできない遺伝情報によって、学歴や能力があるにもかかわらず、不採用になったり非正規雇用や任期付き雇用として差別的に扱われることに対しては憤りを覚えるであろう。

（2）　米国における雇用での遺伝情報利用の禁止

　米国では 1990 年のゲノム計画が開始された当初より、一定の州において遺伝情報を用いて雇用における差別を行ってはならないとする禁止法が導入さている。2000 年には、当時のクリントン大統領が連邦職員の採用等において遺伝子差別を禁止する大統領令（Executive Order）を出している。米国の連邦法では、2008 年に**遺伝情報差別禁止法（The Genetic Information Nondiscrimination Act：GINA）**が成立し、施行後数年間に 1,000 件を超える訴えが提起されている。日本ではこのような法律が 2024 年 3 月現在存在していない。ゲノム解析技術の発展がもたらす遺伝子差別という ELSI に対する法整備が 30 年以上遅れている。海外で承認された新薬が、日本で承認されるまで国内で使用できないということをドラッグラグと呼ばれているが、日本では米国等に比べ ELSI ラグは 30 年以上！も遅れていると言えるのである。

7. 保険における遺伝情報の利用と差別

（1） 医療保険と生命保険

　保険という場合、日本では公的な健康保険と民間の医療保険や生命保険、損害保険等に分けられる。米国では医療保険において日本のような社会保障としての皆保険制度が存在しなかったため、連邦の GINA で医療保険における遺伝子差別を禁止した。すでに発症した遺伝性疾患を有する者が生命保険に入れなかったりするのは、他の疾患と同様であるが、遺伝子変異（バリアント）を有するのみで未発症の人を医療保険や生命保険に加入させることを拒否したり、通常より高い保険料を科すという差別的扱いが許されるのかという問題がある。日本では、社会保障として皆が健康保険に加入することになっている。米国では農家や個人事業者は個別に医療保険契約をし、企業に勤める約 3 分の 2 の労働者は、会社を通して医療保険が提供されてきた。その際に将来の健康状態を予測する遺伝情報を差別的に利用することが 30 年以上前から問題となって議論され、何らかの法整備がなされてきた。

　病気になった際の医療費の支払いに医療保険は必要で、生存に欠かせない。他方で生命保険は、生きていく上で不可欠ではなく、本人が亡くなった後に遺族（法定相続人）に財産を残す役割を担っている。日本では、結婚して家族を持つと、家計を支える主たる働き手は生命保険に入ることが多い。超高齢化社会の現在は、50 年以上も生命保険契約をして保険料を支払い続けている人も少なくなく、一生において大きな買い物となっている。生命保険に加入する際には、健康状態のチェックなどの査定審査が行われているが、その際に未発症の遺伝情報の変異が差別的に利用される可能性がある。

（2）　生命保険における公正

　すでに重篤な病気を発症し余命が短い場合などは、通常生命保険には加入できない。また癌化する肝炎ウイルスの保因者やエイズを発症させるHIV感染者は、それを隠して保険に加入すると告知義務違反になり、死亡時に遺族は通常保険金がもらえない。若くして生命保険に加入すると保険料は安く、高齢になるほど平均余命が短くなり、通常保険料が高くなる。これは年齢差別のように一見思われるが、生命保険は不慮の事故や病等で運悪く早く死亡した人に運よく長く生きて総額として多くの保険料を支払ったお金を配分することで成り立っている仕組みである。そのため平均余命やリスクに応じて保険料が設定されるのが公平であるとされている。そうであるならば、保険に加入する人に遺伝子検査を義務付けたり、遺伝情報を加入や保険料設定で用いることは、保険数理上は公平と言えることになる。ここで遺伝情報のみにプライバシー保護を行うべきかどうかということを考えてみてほしい。車の保険でも年齢が若かったり高齢であったりすると保険料が高くなっているのは、統計上事故を起こす確率が高いからである。

（3）　日本における保険と遺伝情報の裁判例

　遺伝子差別禁止法が制定されていないため、国内における遺伝情報と保険の裁判例はほとんど存在しない。しかし、遺伝情報と保険をめぐる事例として、生命保険に附帯する特約である高度障害保険金の支払が契約後に診断された遺伝情報に基づき「責任開始期前発病不担保条項」の適用が争われた事案がある（大阪高裁の平成16年5月27日判決（平成15年（ネ）第2260号：保険金請求控訴事件）（金判1198号48頁））。以下では、その概要について説明しよう。

　患者の原告は、小学校高学年頃から両足に痙性麻痺症状が現れ、中学生の時に両下肢の手術を受けて高校大学時代に進行し就職後の1989年10月を責任開始日とする保険契約を保険会社と締結する。その際に保険勧誘員に中学生の時に両足手術を受けたことや身体障害者第2種4級に認定され

ていることを申告し、指定医の診察を経た上で保険加入した。翌年より歩行機能が急激に悪化し1992年7月に身体障害第1級の認定を受け、1994年3月に遺伝子検査に準じる血液解析による高度医療検査により**クラッベ病**の確定診断を受ける（クラッベ病は10-20万人に1人の稀な常染色体劣性遺伝性疾患で先天性代謝異常症の一つでグロボイド細胞白質ジストロフィーとも呼ばれ、中枢神経障害と末梢神経障害をきたす疾患である）。

原告は保険会社に対し高度障害保険金の支払を請求したが、責任開始前にクラッベ病が発病したものであるとし拒絶されたので裁判を起こした。第1審（神戸地裁平成15年・6・18金判1198号55頁）では、責任開始前の疾病等を原因とする障害を支払事由から除外する「**責任開始前不担保条項**」の約款により保険金の支払い拒絶を妥当とし、原告の請求が棄却されたので大阪高等裁判所に控訴した。

高裁では、責任開始期前発病不担保条項の因果関係の有無は、約款等契約条項の各文言に基づき客観的解釈により判断すべきであり、疾病の発生時期、因果関係の有無の判断は、純粋に科学的観点からされるべきであり、予見可能性は主観的要素を考慮することになり、画一的処理が求められる保険事故の有無の解釈基準としては不適切とした。公序良俗違反や憲法13条の幸福追求権侵害の原告の請求については、高度医療検査が被保険者に有利な結果をもたらすこともあり、検査結果の利用が幸福追求権や公序良俗に反するとは言えないとし、また「遺伝情報の管理については、未だ何らの法規制もない現状では、遺伝子情報によって明らかになった事実を証拠法の上で排除する理由はない」とし、原告の主張を控訴審も認めなかった。

ただ控訴審では原告の**信義則違反**の主張に関しては、原告は保険加入時に過去の手術等の告知を行い、指定医の診察を経て保険の引受はなされ、保険締結後も幾度の入院の際の給付金は支払われていること、またクラッベ病確定診断前の身体障害者等第1級に認定された後に保険会社支部長に保険金請求を相談した際に、保険金をもらうと同契約が終了し、今後入院した時に入院給付金がもらえなくなるから…まとまったお金が必要になっ

た時に高度障害保険金を請求した方がよいとアドバイス受け、このアドバイスに従って高度障害保険金の請求を先延ばしたこと、そして同支部長に同保険金の支給ついて決定権限のないことは明らかであるが、同支部長のアドバイスにより原告が同保険金の支払いを受けることができなくなった可能性が非常に高かったというべきであり、同支部長の職務内容や地位等を考慮すると高度障害保険金の支払請求を拒否することは**信義則違反**に該当するといわざるをえないとし、高裁は地裁判決を取り消して原告への保険金支払い請求を認めた。

　今後、癌や疾患の発症につながる遺伝子的要因が次々と解明されていくことが予見されている。告知義務違反ではないにもかかわらず責任開始期後の遺伝子診断結果によって契約前発症不担保を適用した本裁判所の論理では、遺伝医療の発展によって先天的に有する遺伝子変異が後に医学的に同定されると、事実上多くの疾病で保険金の支払拒否が正当化されることになる。多くの疾病が遡って責任開始期前発病とされてしまい遺伝子検査により保険で不利益を被る結果となり、遺伝子検査を受けるプライバシー権が侵害されることにもなってしまう。皆さんはこの論法に納得できるであろうか。

8.　遺伝情報プライバシー保護の必要性

（1）　遺伝子差別と検査の受け控え

　なぜ遺伝情報のプライバシーは、保護されなければならないのであろうか。個人の遺伝情報は究極の個人情報とも言えるし、本人と血縁家族が、雇用や保険加入や結婚その他で差別を受ける危険性がある。実際に差別を受けるかどうかは別として、人々は差別を受ける懸念があると、遺伝子検査を受けることを躊躇するようになる。そうなると本来は遺伝子検査をして、上述のアンジェリーナ・ジョリーさんのように予防的な医学的措置を講じたり、若い時から頻繁に検査を受けたり、生活習慣に気を付けて発症を遅らせたりするような対策をとる機会が失われてしまう。

（2） 生殖の自己決定権（リプロダクティブ・ライツ）

　遺伝子検査をして、ハンチントン病に代表されるような現代医療では治療方法のない重篤で致死的な遺伝性疾患を発症することが分かると、愛する子どもに同じ辛い想いをさせたくないとして子どもを産まない決断をする人もいる。これは性と**生殖の自己決定権**である**リプロダクティブ・ライ・ツ**に関わる問題である。このように遺伝情報のプライバシーが保護され、遺伝子差別禁止法によって差別が禁止され、差別を受けた際に救済される道が法で保障されなければ、遺伝子差別への懸念から知る権利や生殖の自己決定権利が事実上奪われてしまうことにつながってしまう。米国ではこのようなプライバシー権は Decisional Privacy（**自己決定に関わるプライバシー権**）と言われている。

（3） 遺伝子差別によるゲノム医療の阻害

　遺伝子差別禁止法が存在しなければ、遺伝子差別を受けることを恐れ、人々はゲノム解析研究に協力することを躊躇するようになり、漏洩による差別等を恐れ、生体試料の遺伝子検査に同意しなくなることが懸念される。そうなれば、ゲノム医療の推進にブレーキをかけることになる。米国をはじめ多くの国で何らかの遺伝情報に基づく遺伝子差別を禁止する法整備がなされているのも、ゲノム創薬とゲノム医療を推進し、人々の健康を促進し、遺伝性疾患の予防ならびに医療費を削減するというヒトゲノム計画の当初の目的実現のためであると言える。日本でも漸くこのような認識が広がってきており法整備の第１歩が踏み出された。次節では、その法律の概要について説明しよう。

9. ゲノム医療推進法

（1） ゲノム医療推進法の成立

　2023 年 6 月に第 211 回通常国会本会議において、自民・公明・立憲・立民・維新・国民・共産・社民党の超党派議員連盟より提出された「**良質か**

つ適切なゲノム医療を国民が安心して受けられるようにするための施策の総合的かつ計画的な推進に関する法律」（令和五年法律第五十七号、以下、通称「ゲノム医療推進法」）が成立し 6 月 16 日に施行された。

（2）　ゲノム医療推進法の目的

　本法律は、第 1 条において「ゲノム医療が個人の身体的な特性及び病状に応じた最適な医療の提供を可能とすることにより国民の健康の保持に大きく寄与するものである一方で、その普及に当たって個人の権利利益の擁護のみならず人の尊厳の保持に関する課題に対応する必要があることに鑑み、良質かつ適切なゲノム医療を国民が安心して受けられるようにするための施策（以下「ゲノム医療施策」という。）に関し、基本理念を定め、及び国等の責務を明らかにするとともに、基本計画の策定その他ゲノム医療施策の基本となる事項を定めることにより、ゲノム医療施策を総合的かつ計画的に推進すること」を目的としている。

（3）　ゲノム医療推進法の基本理念と基本施策

　ゲノム医療施策は、①ゲノム医療の研究開発及び提供に係る施策を相互の有機的な連携を図りつつ推進することにより、幅広い医療分野における世界最高水準のゲノム医療を実現し、その恵沢を広く国民が享受できるようにすること、②ゲノム医療の研究開発及び提供には、子孫に受け継がれ得る遺伝子の操作を伴うものその他の人の尊厳の保持に重大な影響を与える可能性があるものが含まれることに鑑み、その研究開発及び提供の各段階において生命倫理への適切な配慮がなされるようにすること、③生まれながらに固有で子孫に受け継がれ得る個人のゲノム情報には、それによって当該個人はもとよりその家族についても将来の健康状態を予測し得る等の特性があることに鑑み、ゲノム医療の研究開発及び提供において得られた当該ゲノム情報の保護が十分に図られるようにするとともに、当該ゲノム情報による**不当な差別**が行われることのないようにすること、を基本理念としている。

　また同法第3条基本的施策の3項2号において「国は、ゲノム医療の研究開発及び提供の推進に当たっては，生まれながらに固有で子孫に受け継がれ得る個人のゲノム情報による**不当な差別**その他当該ゲノム情報の利用が拡大されることにより生じ得る課題への適切な対応を確保するため、必要な施策を講ずるものとすること」として、差別等への適切な対応の確保を求めている。

（4）　ゲノム医療推進法の意義と限界

　これまで日本においてゲノム医療の推進において、ゲノム情報による不当な差別防止が必要であること、そしてその適切な対応として具体的な施策を整備することを国や自治体に義務付けた法律は存在しなかった。その意味で大きな意義を本法律は有している。この法律の施行を受けて国は**ゲノム医療推進法に基づく基本計画の検討に係るワーキンググループ（WG）**を発足させ、2023年12月に第1回WG、2024年2月第2回WG、3月に第3回WGが開催されている。（厚生労働省HP　https://www.mhlw.go.jp/stf/shingi/other-isei_210261_00008.html）

　しかし、ゲノム医療推進法は基本理念を定め、国や自治体等に施策を講じる責務を求めた基本法にすぎず、どのような利活用を「不当な差別」とするべきかについては何も定められてはいなく、また具体的な遺伝子差別に対して罰則規定を設け禁止したり差別からの救済を求める遺伝子差別禁止法ではない点に限界を有している。

　なお個人情報保護に関しては、個人情報保護法があるが、本人が同意すれば利活用が可能となっている。しかし、ゲノム・遺伝情報は、本人のみならず血縁家族の情報でもあり、本人のみならず血縁家族をも差別を受けるリスクにさらすことになる。アンジェリーナ・ジョリーがBRCA1の遺伝子変異を有し予防的切除を行ったことを公表することは、血縁姉妹がいたとすると、姉妹の遺伝情報をも暴露することを意味している。したがって、現行の個人情報保護法のみでは遺伝子差別に対する対策として十分とは言えない。

10.　遺伝子差別禁止法とその問題点

なぜ米国の連邦の遺伝子禁止法 GINA が制定されるまで 10 年以上の年月がかかり、また生命保険では遺伝情報を使用することを禁止していないのか疑問に思う方もおられるであろう。病気への薬には副作用がある場合が多いように、社会的な病というべき社会的課題（問題）に対する法的処方箋である禁止法にも副作用という意図せざる望ましくない波及効果が生じることが指摘されている。

（1）　情報の非対称性

遺伝子差別禁止法が導入されると、雇用主（企業）は就職における人事選考において、生命保険会社は保険契約の引き受けにおいて、遺伝子検査を義務付けたり遺伝情報を利用（考慮）することができなくなる。他方で、就職活動をしている者や労働者や保険購入をする者は、自ら遺伝子検査をして将来の健康上のリスクを知ることができる。このように一方は情報を持ち他方は情報が持てない場合を、経済学では「**情報の非対称性**」と呼ぶ。株のインサイダー取引が禁止されているのも情報の非対称性で株価が上がったり下がることを知っている者が得をし、知らないものが損をする構造を生むからである。談合が処罰されるのも同じ理由による。

遺伝子差別禁止法は、雇用主と労働者の間だけではなく、労働者の間でも情報の非対称性を作り出すことになる。もしあなたが 5 名の従業員を雇っている零細企業の社長だった場合を考えてみていただきたい。有能な営業職であった従業員が遺伝病を若くして発症し、休職したり退職すると、労働生産性が下がり売り上げが低下する。また、長距離バスの会社であれば、運転手が突然心臓発作を起こしたり意識を失う疾患を発症する遺伝子を有していれば、多くの乗客の命を失う大事故が起きて賠償責任を問われることになる。その損失による赤字をカバーしたり倒産を防ぐためには、従業員のボーナスをカットしたり、給与を下げなければならなくな

る。そうすると結果的に他の遺伝子に問題のない従業員に支給されるはず
だったボーナスや給与が削減される。このように情報の非対称性が生む損
失のつけは他の従業員に転嫁されることになる。

（2） 逆選択（adverse selection）

　生命保険では、保険があることで安心して注意義務が低下するモラル
ハザードと逆選択をいかに防ぐかということが問題となる。通常、保険会
社は、健康で長生きしてくれて長期間保険料を支払ってくれる健康な人と
契約したい。すでに発症している疾病を有する者などは、選別され保険加
入ができない場合がある。このように通常は保険会社が被保険者になる消
費者をリスクに応じて選択する。しかし、遺伝子差別禁止法が導入され遺
伝情報に保険会社がアクセスできなくなると、ここでも情報の非対称性の
構造が生じることになる。自ら遺伝子検査をして将来の健康上のリスクが
高い者は手厚い保険契約をするであろう。遺伝子検査の結果リスクが少な
い者は、保険を購入しないか、手厚くない安い保険しか購入しなくなる。
このように保険会社ではなく、消費者の方が逆に保険商品を選別するよう
になることで「**逆選択**」という用語が用いられている。保険会社は選別で
きず、被保険者が保険商品を選別できるとすると、長生きできないリスク
が高い人が死亡すると保険会社は死亡保険金の支払いが増加することにな
る。支払い能力を維持するために保険会社が一律に保険料を上げると、長
生きできないと予測されるリスクが高い人は保険を買い続け、長生きでき
る可能性が遺伝上高い人は、保険料が高くなった保険を買うインセンティ
ブが低下し、保険契約をやめてしまう可能性がある。そうすると保険契約
にはリスクの高い消費者のみが残り、保険金の支払いが増大していき、や
がて保険市場が崩壊する懸念が生じる。これが**逆選択の負のシナリオ**とし
て禁止法の副作用として問題とされているものである。

11.　刑事司法と遺伝情報

（1）　遺伝情報と責任能力（刑事司法）

　重大犯罪の裁判で被告人の刑事責任能力の有無が問題となることがある。被告人が精神的な病により犯行時に判断能力がないと判断されれば、刑事責任が問えなくなる。凶悪犯罪人の遺伝子解析が進み、一定の遺伝子変異等が影響していることが分かれば、多くの人の命を奪った凶悪な犯罪者であっても法で刑罰を科すことができなくなる可能性がある。遺伝情報の解明は、現在の刑事司法制度自体を根本から再検討をすることへの一石を投じることになる可能性がある。

（2）　遺伝情報と損害賠償額の算定（民事法）

　民事事件では、故意または過失が原因で不法行為が認定されると他者の権利を損害したものに対して損害賠償を支払う法的義務が発生する。通常、損害賠償の算定は、その事故等がなければ得られたであろう利益によって算出されている。若くて高収入のある弁護士や医師が相手方の過失で交通事故等により亡くなったり、重い障害や後遺症を背負い仕事ができなくなると、残りの人生で得たであろう収入の平均等を元に損害賠償額が算定されるので多額になる。他方、無職で高齢の方の場合であれば、比較的少ない額が算定される。損害賠償額は、その事故がなければ得られたであろう「得（う）べかりし利益」である逸失利益により算定される。遺伝子検査で、重篤な遺伝性腫瘍癌を発症させる変異がみつかり長生きできないことが推定されると、逸失利益にも考慮するべきではないかということが議論になっていくことが今後予想される。

（3）　DNA 鑑定とえん罪

　日本で実際に起きた足利事件は、えん罪事件として有名である。科学警察研究所は、血液鑑定に加え 1989 年から犯罪捜査において DNA 鑑定

を導入した。被害者である女児の遺体の衣服についていた体液と容疑者の DNA 鑑定が裁判で用いられた。当時は鑑定千人に 1.2 人の識別確率であり一致して有罪が確定した。その後 17 年半刑務所で懲役刑に服役した菅家さんに、その後一卵性の双子を除き 4.7 兆人に一人まで精度が向上した DNA 鑑定を再度行ったところ体液と菅家さんの DNA は一致しなかった。有罪の科学的根拠となったのも、えん罪を証明したのも科学的 DNA 鑑定であったという皮肉な事件が日本の刑事司法の歴史には存在している。

12. おわりに ― 授業や友人や家族と一緒に考えてみよう！ ―

　本章を読んだ皆さん。冒頭で投げかけた質問、遺伝子検査で将来の健康上のリスクなどが分かるとしたら自分の遺伝情報をどこまで知りたいだろうか？　彼氏彼女や結婚を考えている相手ができたら、その人の遺伝情報を知りたいだろうか？　遺伝子検査をして問題のない胚を選別して健康な子どもを持ちたいだろうか？　といった問いに対するご自身の答え（考え）は変わったであろうか？

　もう一つ遺伝情報の利活用で今後争点になると思われる問いについて最後に考えてみよう。もし就職や昇進人事やスポーツ球団の選手の選考などで、あなたが遺伝子検査をして、将来の遺伝性疾患発症のリスクがなく、また一定の能力に優れた結果が得られたとしたら、強制ではなく、自分の強みや魅力を証明するために自発的に自らの遺伝子検査の結果を提出し将来の期待値をアピールするであろうか？　あるいはそのような自発的な遺伝子検査と結果の提示を許し、遺伝情報を雇用等で利用したり保険料を安くしてもらうために利用することを法で認めるべきであろうか？　それとも非強制的な自発的な遺伝子診断結果の開示と利活用をも法で禁止するべきであろうか？　この問いについて授業や友人や家族と一緒に考えてみてください。

【参考文献】

柴田龍弘編集『がんゲノムペディア：77 のキーワードで理解するゲノム医療とゲノム研究』羊土社、2024 年、「ポリジェニックリスクスコア」pp.172-173。

瀬戸山晃一「遺伝子差別と平等」『法の理論 38』成文堂、2020 年、pp.3-23。

瀬戸山晃一「生命保険と遺伝情報」別冊ジュリスト『医事法判例百選〈第 3 版〉』有斐閣、2022 年、pp.54-55。

柴田龍弘編集『がんゲノムペディア 77 のキーワードで理解するゲノム医療とゲノム研究』羊土社、2024 年、瀬戸山晃一「ゲノム医療推進法」pp.243-244、瀬戸山晃一「遺伝情報差別禁止法」pp.241-242。

瀬戸山晃一「生命科学技術の発展と法〜遺伝学的情報のプライバシーと遺伝子差別禁止政策〜」（愛知学院大学宗教法制研究所『宗教法制研究：法と宗教をめぐる現代的諸問題（五）』第 54 号、2014 年、pp.105-146。http://kiyou.lib.agu.ac.jp/pdf/kiyou_11F/11_54F/11_54_105.pdf

瀬戸山晃一「遺伝学的情報と法〜象徴的機能としての遺伝子差別禁止法〜」名古屋大学『法政論集』250 号、2013 年、pp.393-403。

　http://ir.nul.nagoya-u.ac.jp/jspui/bitstream/2237/18573/1/15_setoyama.pdf

山本龍彦ほか「保険領域における遺伝情報の保護および利用について」慶應法学 47、2022 年、107-142 頁。https://koara.lib.keio.ac.jp/xoonips/modules/xoonips/detail.php?koara_id=AA1203413X-20220117-0107

三重野雄太郎「保険領域における遺伝情報の利用をめぐる諸問題」生命保険論集第 210号、2020 年、pp.155-194 頁。

　https://www.jstage.jst.go.jp/article/jilijournal/2020/210/2020_155/_pdf/-char/ja

横野恵「生命保険におけるゲノム情報の取り扱いに関する法的・倫理的課題」生命保険論集 209 号、2019 年、pp.75-92 頁。https://www.jstage.jst.go.jp/article/jilijournal/2019/209/2019_75/_pdf/-char/ja

清水耕一『遺伝子検査と保険 ― ドイツの法制度とその解釈』千倉書房、2014 年。

丸山英二「米国遺伝子情報差別禁止法（GINA）」

　https://www2.kobe-u.ac.jp/~emaruyam/medical/Lecture/slides/120311GINAarticle.pdf

あ と が き

令和6 (2024) 年1月8日、世界の生命倫理学を牽引された木村利人先生の卒寿を祝うパーティーが都内ホテルで開催された。能登半島地震から間もない中で最後に木村先生はイギリスの詩人 Robert Browning の詩 "The best is yet to be" を参加者に贈られた。このメッセージは、新しい明るい春の日が来る事を諦めてはならない "決意" の言葉と受け止められた。

本書は、編著者がジョージタウン大学ケネディ倫理研究所 IBC：Intensive Bioethics Course 参加から25年の節目に出版される。平成11 (1999) 年6月 IBC で出会った足立智孝先生や令和4 (2023) 年より日本医学哲学倫理学会リーダーの瀬戸山晃一先生、ゲノム医療・再生医療研究一人者の三成寿作先生、日本の移植医療を牽引される吉住朋晴先生、手術から終末まで家族を支えていただいた膵臓がん専門医の宮坂義浩先生、そして、日本獣医史会理事の佐々木典康先生にご執筆いただいた。令和5 (2023) 年9月7日、最愛の伴侶動物 が天寿を全うした。18歳10ヶ月長寿でありワシントン D.C, Dulles 国際空港と同名の Dulles は、綺麗でどこか品があった。しばらく思考停止となり遅筆となった。

今年は平成16 (2004) 年6月23日、刑法学者慶応義塾大学中谷瑾子先生の旅立ちから20年でもあった。学位論文指導者の憲法田口精一先生は、慶応義塾大学法学部のご出身であり、研究会に時々お誘いくださった。そのご縁で、刑法中谷先生にお目もじの機会を得た。都内ホテルでの中谷先生の偲ぶ会は今でも鮮明に記憶する。学位論文同指導者の上見幸司先生は、慶応義塾大学産婦人科教室時代、飯塚理八教授の助手であったと伺っていた。日本私法学会誌『私法（1956年)』は最初に手にした論文である。さまざまなご縁において、

平成19 (2007) 年、私は九州大学大学院講師に着任した。人間科学・生命倫理学を専攻する事から、井口潔名誉教授とは15年の光栄なご縁をいただいた。令和3 (2022) 年9月5日、井口潔先生は旅立たれた（享年99

歳）。井口先生からの最期の学生へのメッセージは本書 column に掲載した。

　Covid 19 感染症拡大の中の特別面会は、同門の木村專太郎医師、前原喜彦名誉教授、そして、主治医の渡辺昭博医師の配慮により実現した。

　また昨年、偶然井口邸に招かれた私は、絵画「研究室の三宅速教授」を鑑賞した。井口潔先生の父である淡（あわし）先生は、第4回明治43（1910）年九州大学医学部卒業生の麻酔科医であった。執刀される三宅速先生とその手術の麻酔を担当される写真は、九州大学医学歴史館に展示されている。信頼の深さが窺えた。この度、（株）大学教育出版 佐藤宏計様のご尽力により、この絵画はご家族の井口えり様と画家の孫の和田由貴夫様の快諾が得られ本書の表紙とされた。大正13（1924）年和田三造氏の描いた医学部外科学教授室風景は、この教科書を手にする若者へエールを届けてくれることだろう。また本書は環境倫理の課題として、令和6（2024）年3月2日 NHK 総合 ETV 特集「膨張と忘却〜理の人が見た原子力政策〜」番組に少し触れた。未公開資料の公開は、科学史家の闘いの足跡であり、近年にないドキュメンタリーであった。自らの病に対峙しながらも被災地の人々に目を向けられた吉岡斉教授の想いは、生命倫理学を学ぶ上での基本姿勢となる。九州大学文書館に保管された機密文書の曝露、委員長への問い質しは、過去から現在・未来に繋ぐ正義の態度である。

　最後に、日本の生命倫理学の議論は、欧米における同質の問題が発生した場合、彼らの議論や行動は、我が国のそれとは大きく異なることに注目する必要がある。これを"民族的感受性の差"に過ぎないと一言で言い放つには、あまりにも大きな問題であり、彼らと我々の感受性の差とは、一体何か。歴史観や宗教観が大きく反映することは容易に想像できるとしても、ただそれだけの差なのか。"許容すべき"を解放し、"許さざる"は抑制する"政策選択"に向けた論理的構築とその手段について考究したい。

2024 年 1 月 14 日

九州大学病院キャンパス研究室にて

吉岡　斉教授 命日 ご冥福を祈りつつ

編著者　丸山マサ美

索　引

執筆者紹介
（執筆順／＊は編者）

木村 利人 （きむら　りひと）　　　　　　　　　　巻頭言
　　ジョージタウン大学ケネディ倫理研究所特任研究員
　　早稲田大学名誉教授　　　　　　　　博士（人間科学）

＊丸山マサ美 （まるやま　まさみ）　　　　　序章・第1章・あとがき
　　九州大学大学院医学研究院　　　　　博士（医学）

足立　智孝 （あだち　としたか）　　　　　　　　　第2章
　　亀田医療大学看護学部　教授　　　　博士（医療人文学）

宮坂　義浩 （みやさか　よしひろ）　　　　　　　　第3章
　　福岡大学筑紫病院外科　准教授　　　医学博士

吉住　朋晴 （よしずみ　ともはる）　　　　　　　　第4章
　　九州大学大学院医学研究院　教授　　医学博士

佐々木典康 （ささき　のりやす）　　　　　　　　　第5章
　　日本獣医生命科学大学獣医学部　准教授　　博士（獣医学）

三成寿作 （みなり　じゅさく）　　　　　　　　　　第6章
　　京都大学iPS細胞研究所上廣倫理研究部門特定准教授
　　　　　　　　　　　　　　　　　　　博士（工学）

瀬戸山 晃一 （せとやま　こういち）　　　　　　　第7章
　　京都府立医科大学大学院医学研究科医学生命倫理学主任 教授
　　　　　　　　　　　　　　　　　　　博士（法学）

■ 編著者紹介

丸山　マサ美 （まるやま　まさみ）

九州大学医学研究院保健学部門
【学位】博士（医学）
【専門】生命・医療倫理学（Bioethics & Medical Ethics）
【経歴・職歴】産業医科大学病院・慶應義塾大学病院勤務後、九州大学医療技術短期大学助手、九州大学医学部保健学科講師を経て現職。九州大学 21 世紀プログラム・九州大学未来創成科学者育成プロジェクト（QFC-SP）兼任する。この間 1999・2010 年度 Georgetown University Joseph and Rose Kennedy Institute of Ethics THE INTENSIVE BIOETHICS COURSE 参加。
【主な学会活動・業績】日本生命倫理学会・日本医学哲学倫理学会評議員。日本医史学会会員・日本看護歴史学会前理事長。著書『医療倫理学（2004・2009）』編著者、中央法規。NOTES ON NURSING BY FLORENCE NIGHTINGALE: WHAT IT IS AND WHAT IT IS NOT, First Editon, London, Harrison, 1860. リプリント版（2017），丸善。著書『バイオエシックス（2018）』編著者、川島書店。『吉岡斉を語る／吉岡斉が語る（2023）』中山正敏・綾部広則編、分担執筆、花書院。DVD『マイクロカウンセリングに基づいた看護のためのコミュニケーション（2012）』丸善・DVD『アニメでわかる医療倫理の歴史（2021）』・『アニメでわかる看護の歴史（2021）』総監修、丸善。論文多数。西日本生命倫理研究会事務局。
【報道関係】西日本新聞（第 1 面）『ワクチン余ったら誰に？（2021）』、NHK 総合 ETV 特集『膨張と忘却～理の人が見た原子力政策～（2024）』他、多方面に活躍する。

生命倫理学概論

2024 年 6 月 12 日　初版第 1 刷発行

■ 編 著 者 ── 丸山マサ美
■ 発 行 者 ── 佐藤　守
■ 発 行 所 ── 株式会社 大学教育出版
　　　　　　　〒 700-0953 岡山市南区西市 855-4
　　　　　　　電話（086）244-1268　FAX（086）246-0294
■ 印刷製本 ── モリモト印刷㈱

ISBN978-4-86692-303-1